PROBLEME DER DARMTUBERKULOSE

VON

DR. FRANZ BÖHM

LUNGENHEILSTÄTTE ÜBERRUH BEI ISNY (ALLGÄU)

MIT 69 TEXTABBILDUNGEN

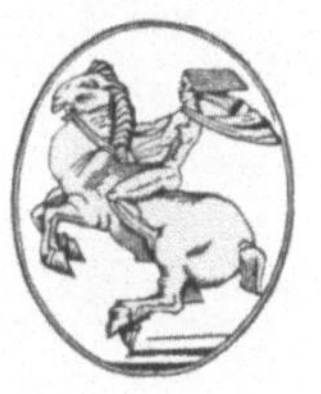

WIEN

SPRINGER-VERLAG

1949

ISBN:13: 978-3-211-80085-0   e-ISBN-13: 978-3-7091-5055-9
DOI: 10.1007/ 978-3-7091-5055-9

Inhaltsverzeichnis.

Berichtigung.

Die Abbildungsunterschriften von Abb. 16 und 20 sind zu vertauschen.

I. Problemstellung.

In der vorliegenden Arbeit sollen durch eigene Untersuchungen erzielte Fortschritte der röntgenologischen Früherfassung der Darmtuberkulose mitgeteilt werden, weiters Beobachtungen, die die Röntgenbestrahlung dieser Krankheit als zu empfehlende Therapie erscheinen lassen. Die Beschäftigung mit beginnenden Darmtuberkulosen ließ gewisse Probleme ihrer Pathogenese und Pathologie in neuem Lichte erscheinen, diese Beobachtungen sollen ebenfalls dem Interessenten zugänglich gemacht werden. Die dabei auftretenden Fragestellungen werden ausführlich diskutiert.

Es ist keineswegs Absicht dieser Arbeit, dem grundlegenden Werk von Lawrason B r o w n und S a m p s o n ein Parallelstück an die Seite stellen zu wollen, ist es auch nicht die Absicht, dem Interessenten ein Lehrbuch in die Hand zu geben, aus dem er die Diagnose oder die Therapie der Darmtuberkulose erlernen könnte. Im Gegenteil, die vorliegende Arbeit setzt vom Leser eingehende Kenntnisse der röntgenologischen Darmdiagnostik insbesondere und der Tuberkulose im allgemeinen voraus. Die Absicht des Verfassers ist, darauf hinzuweisen, daß ein richtiges Verständnis der Problematik der Darmtuberkulose nur von einer allgemein phthiseologischen Schau aus möglich ist, nur auf Grund der Einordnung der Darmtuberkulose in das Problem Tuberkulose überhaupt. Es soll darauf hingewiesen werden, daß die Darmtuberkulose, gründlich durchdacht, alle Probleme aufweist, die die heutige Phthiselehre zum Lösen aufgibt, wie ja jede Organtuberkulose nur dann als wirklich durchdacht und in ihrem ganzen Umfang als begriffen bezeichnet werden kann, wenn sich in ihren lokalen Fragestellungen die Problematik der ganzen Phthiseologie widerspiegelt. Dies bezieht sich nicht nur auf den Theoretiker, sondern auch und vielleicht in ganz besonderem Maß gerade auf den Praktiker. Denn die Stellungnahme einzelnen, aus dem Alltagsleben der Tuberkulose sich ergebenden Fragen und Problemen gegenüber kann auch nur dann zu richtigen Schlüssen und Folgerungen führen, wenn diese in die allgemein phthiseologische Gesamtproblematik eingebaut bzw. durch diese hindurchprojiziert begriffen werden. Dies bezieht sich besonders auf den Facharzt, für den, wenn er Tuberkulöse behandeln und wieder gesund machen will, es kaum genügt, lediglich Facharzt für Erkrankungen der Atmungsorgane zu sein und seine Interessensphäre allzuoft mit dem Kehlkopf oder gar erst mit der Bifurkation beginnen und mit dem Zwerchfell enden zu lassen. Für ein generelles Durchdenken und Begreifen des Phthiseproblems muß er schon Facharzt für *Tuberkulose* sein, eine Qualifikation, die in dieser Breite noch in wenig Ländern gefordert und gewährt wird.

Die Verknüpfung der Probleme der Organtuberkulosen mit denen der allgemeinen Phthiseologie fand man bisher in der kontinentaleuropäischen Fachliteratur, ausgenommen vielleicht die skandinavische, seltener, bezüglich der Darmtuberkulose bis in die letzte Zeit nur ganz vereinzelt vor. Trotz des Umstandes, der von R o t h e r hervorgehoben wird, daß in der Zeit zwischen 1906 und 1938 knapp über tausend Arbeiten über Darmtuberkulose registriert werden können, scheint unserer Meinung nach S i e g m u n d s Bemerkung noch voll zuzutreffen: „Soweit ich sehe, ist von diesen Gesichtspunkten aus die Darmtuberkulose noch gar nicht betrachtet worden, wie überhaupt die Zahl der mit der Pathologie der tuberkulösen Darmerkrankungen außer in den Lehrbüchern sich befassenden Arbeiten sehr spärlich ist." Wenn man bedenkt, daß rund 80% von Lungenphthisen von einer Darmtuberkulose begleitet sind (wogegen die Larynxtuberkulose maximal bei 50% auftritt) und so diese die häufigste „Komplikation" jener darstellt, über deren fatale Folgen niemand im Zweifel sein kann, wenn man bedenkt, daß damit fast eine Sachlage vorliegt, die ein französischer Autor in einer geistreichen Art der Übertreibung folgendermaßen kennzeichnet: „Le tuberculeux ne meurt pas de sa phthisie pulmonaire mais de sa tuberculose intestinale", und wenn man endlich bedenkt, daß die besten klinischen Arbeitsstätten im Höchstfalle nur knapp die Hälfte der Darmtuberkulosen in vivo diagnostizieren (hier deckt sich die Zahl mit den in vivo erfaßten Kehlkopftuberkulosen), so versteht man die Interesselosigkeit der Darmtuberkulose gegenüber tatsächlich schwer. Der Grund dazu ist unserer Meinung nach nicht so in den technischen Schwierigkeiten der frühen, nur allein zweckdienlichen Diagnosestellung zu suchen als vielmehr im Fehlen einer allgemeinen Stellungnahme zum Problem der Darmtuberkulose, die es verhindert, daß in ihr mehr als eine, für den Patienten wohl entscheidende, für den Kliniker aber eigentlich uninteressante, weil unbeeinflußbare Teilfrage des scheinbar übergeordneten Problems „Lungenphthise" gesehen wird. Die aufgezeigte Sachlage beleuchtet schlaglichtartig die Bemerkung von S y l l a zur auch von ihm festgestellten Tatsache, daß die meisten Darmtuberkulosen erst auf dem Sektionstisch erkannt werden: „Das liegt aber zum Teil daran, daß es bei hoffnungsloser Lungenphthise gar nicht so sehr darauf ankommt, zusätzlich noch die Darmkomplikation festzustellen." Darauf kommt es wirklich nicht an. Aber sehr wohl darauf, die erste Etablierung der Darmtuberkulose festzustellen, die bei weitem nicht erst in schon hoffnungslosem Stadium der Lungenphthise sich einstellt, daraus den erfolgten Umschwung im Verhalten des Organismus der Tuberkulose gegenüber zu erkennen und, wissend was bevorsteht, die jetzt auch meist noch wirksamen Gegenmaßnahmen einzuleiten. Kurz ausgedrückt, geht es darum, zu begreifen, daß der Organismus nicht darum versagt, weil er eine zusätzliche Darmtuberkulose bekommt, sondern daß es darum zur Darmtuberkulose kommt, weil der Organismus der Tuberkulose gegenüber versagt. Die Änderung des Verhaltens des Organismus der Tuberkulose gegenüber ist das zeitlich und kausal Primäre, die allfällig entstandene zweite Organtuberkulose nur die Folge und alles weitere nur Glied eines Circulus vitiosus.

In der Tat, die überwiegende Mehrzahl der Arbeiten über Darmtuberkulose beschäftigt sich mit eng umrissenen Teilproblemen, oft in sehr unzulänglicher Art. Dieser Vorwurf trifft, wie schon erwähnt, besonders die europäische Literatur, in der amerikanischen finden sich bis in die letzte Zeit umfangreichere, umfassendere Arbeiten statistischer, röntgenologischer und therapeutischer Art. Im europäischen Schrifttum sind als wirklich wesentliche Veröffentlichungen neben der eigentlichen Pionierarbeit, der röntgenologischen Monographie von F l e i s c h n e r aus dem Jahre 1928, nur die hauptsächlich die röntgenologische Seite bearbeitende, aber auch pathologische, klinische und therapeutische Fragestellungen behandelnde Monographie R o t h e r s (1938) und besonders die von T i s e l l, die an einer wenig zugänglichen Stelle ebenfalls 1938 veröffentlicht wurde und eine ganz wesentliche Arbeit darstellt, zu nennen. Im folgenden wird auf sie wiederholt eingegangen werden. Die 1937 erschienene französische Monographie von C a d e, S a n t y und H e i t z läßt sich schwer unter den gleichen Gesichtspunkten betrachten wie die obigen Arbeiten. In der französischen Literatur befaßt sich B o n a f é seit längerer Zeit mit der Darmtuberkulose, insbesondere mit im engeren Sinne klinischen Problemen. Unter italienischen Arbeiten, die eng umgrenzte Teilprobleme behandeln, ist die von A j e l l o hervorzuheben. Eine neue Betrachtungsweise bedeuten die 1937 und 1941 erschienenen kürzeren Arbeiten von M ü l l e r aus der Schule von D i e h l, die die Frage der Entstehung der Darmtuberkulose einordnen in die D i e h l schen Anschauungen über die genotypisch-dispositionelle, erbmäßig veranlagte Verursachung der Tuberkulose. Sie gelangen auf Grund dieser in der Literatur über die Darmtuberkulose erstmalig angewendeten neuartigen Gesichtspunkte zu wesentlichen Ansichten und Betrachtungsmöglichkeiten. Als in ihrer Art prinzipiell wichtige, aber wenig beachtete und augenscheinlich verkannte Arbeit betrachten wir die noch 1927 erschienene histologische Analyse tuberkulöser Darmveränderungen in ihrem Zusammenhang mit dem Lungenprozeß von G l a t z.

In der vorliegenden Arbeit soll unter anderem der Versuch der Einordnung des tuberkulösen Geschehens im Darm in den großen Problemkomplex der spezifischen und unspezifischen Gewebsempfindlichkeit den Tb.-Bazillen gegenüber gemacht werden. Wir sehen in diesem Problem das Schlüsselproblem der Phthiseologie überhaupt, in den Fragen, die das Verhältnis, das Aufeinanderwirken von Bazillen und Gewebe betreffen. Alle übrigen Probleme und Fragen der Phthiseologie, wie z. B. diejenigen der Konstitution, der Immunität, der Disposition, also das sogenannte Gestaltungsproblem, die Probleme der Therapie sind diesen allgemeinsten Grundfragen untergeordnet und können nur insofern gelöst werden, als uns die Beziehungen zwischen Keim und Gewebe eingehender bekannt werden. Diese Fragen, besonders von der theoretisch-experimentellen Seite aus gesehen, finden ihre zeitlich letzten Bearbeitungen in den Veröffentlichungen von B i e l i n g, S c h w a r t z, P a g e l, K a l l ó s, B i r k - h a u g, R i c h und anderen (Lit. bei K a l l ó s). Auch die ingeniösen Versuche von D i e h l betreffs der Herauszüchtung von im tuberkulösen Geschehen pulmonal-zentral und extrapulmonal-periphertendierenden, erb- und generationsgebundenen Sippen von Kaninchen, die gewiß zu den Höhepunkten der auf die Tuberkulose gerichteten experimentellen Arbeiten der letzten Jahre gehören, können letzten Endes nur von dieser Warte aus, von der Plattform der Wechselbeziehungen zwischen Keim und Gewebe verstanden werden, denn diese Beziehungen machen ja die Tuberkulose eigentlich aus. Sie werden auch nicht von der dringend nachzuprüfenden Kritik D i e h l s gegenüber gewissen Tierversuchen von P a g e l betroffen (Z. f. Tbk., Bd. 87).

Die in dieser Arbeit niedergelegten Beobachtungen beginnen eigentlich mit dem Jahre 1930/31, als eine von mir beobachtete Sektion einer Miliartuberkulose mit ausgedehnter geschwüriger Darmtuberkulose und Tuberkulose des Ductus thoracicus einen tiefen Eindruck auf mich machte und zu mancherlei Überlegungen Anlaß gab. Das Interesse an der Darmtuberkulose speziell trat aber später alternierend bald mehr in den Vorder-, bald mehr in den Hintergrund. Einen entschiedenen Antrieb erfuhren sie in den Jahren 1938 bis 1945, als ich als Oberarzt der Lungenheilstätte der Allgemeinen Pensionsanstalt in Neuschmecks (Direktor Dr. A. E k š t e i n) mit meinem Kollegen Primar Dr. K ř i v i n k a, diesmal unter seiner Initiative, mich mit der klinisch-laboratoriumsmäßigen Seite der Diagnostik der Darmtuberkulose beschäftigte und wir diese Ergebnisse mit den von ihm erzielten röntgenologischen Ausbeuten verglichen. In dieser von der Zentrale der Allgemeinen Pensionsanstalt in jeder Weise geförderten Arbeitsatmosphäre wurden interessante Beobachtungen gemacht, doch schien mir damals das ganze Problem der Darmtuberkulose als etwas lediglich Statisches, ohne daß ich die sich ergebenden vielen Hinweise mit Fragen höherer Rangordnung verknüpfen hätte können. Erst 1941 lenkte ein Fall von beginnender infiltrativer Phthise, den ich als Konsiliarus zu sehen bekam und um dessen „toxische Komponenten und Allgemeinzustand" einige Fachleute mit bekannten und klangvollen Namen herumrieten, ohne in diesem Frühstadium der Phthise an den Darm zu denken, und bei dem die Resektion der aufgedeckten malignen Darmtuberkulose einen schlagartigen Umschwung mit klinischer Heilung beider Prozesse brachte, meine Aufmerksamkeit wieder auf diese Probleme. Als Chefarzt der Tuberkuloseheilstätte der Arbeitersozialversicherungsanstalt in Hoch-Hágy hatte ich unter verständnisvoller Förderung der Zentrale der Anstalt in diesem der Sache selten dienlichen Arbeitsmilieu reiche Gelegenheit, den pathologischen, diagnostischen und therapeutischen Teilfragen des Problems nachzugehen. Für die Mithilfe in dieser Arbeit danke ich meinen damaligen Mitarbeitern. Nun ordnete sich fast zwanglos ein rund zehnjähriges Beobachtungsmaterial zu einem mehr oder minder abgerundeten Bild, dessen noch nicht lückenlose Wiedergabe die vorliegende Arbeit darstellt. Sie soll außer pathologisch-phthiseologischen Erkenntnissen besonders darauf hinweisen, daß heutzutage auch die diagnostische und therapeutische Seite des wichtigen Problems „Darmtuberkulose" sich in einem soweit fortgeschrittenen Zustande befindet, daß der Fachmann schon im Interesse seiner Kranken nicht wegen Unkenntnis der festgestellten Materie oder aus mangelndem Interesse darüber hinweggehen darf. Die Darmtuberkulose ist in ihren Frühstadien erkennbar und meist einer zweckmäßig gewählten Therapie dann zugänglich.

In jeder ernst zu nehmenden Tuberkuloseheilstätte wird jeder Lungenkranke auf alle Fälle auf das eventuelle Vorliegen einer Kehlkopftuberkulose hin untersucht und im Bedarfsfalle auch laufend kontrolliert. Daß dies bezüglich der Darmtuberkulose auch geschehen muß, ist die wohl arbeitsmäßig belastende, aber unabweisbare Forderung, die aus dem hier Gesagten gezogen werden muß. Ihre Erfüllung wird nicht nur ein Plus an erhaltenen Menschenleben, sondern auch an tiefergehendem, synoptischem Verständnis der Zusammenhänge und des Wesens der Tuberkulose bedeuten.

In jüngster Zeit lassen Nachrichten aus Forschungsstätten der USA. wieder die Möglichkeit einer Chemotherapie der Tuberkulose diskutieren. Gewisse Sulfone, wie das Promizol, das Promin und das Diason und die antibiotische Substanz Streptomycin werden genannt. Doch auch die weitgehendste Erfüllung auch der optimistischsten Hoffnungen darf uns nicht die Hände in den Schoß legen lassen und wird die Notwendigkeit der womöglichen Frühesterfassung jeder tuberkulösen Organmanifestation nicht geringer und unwesentlicher erscheinen lassen. Ganz im Gegenteil sogar! Berichte der zu diesem Studium eingesetzten Fachkommissionen lassen erkennen, daß, wenn überhaupt, mit einem Erfolg der allfälligen Chemotherapie nur bei frischer, also beginnender Tuberkulose gerechnet werden kann, wenn möglich, so noch vor dem Eintritt von Verkäsungen überhaupt (Amer. Rev. Tbc., Bd. 50, Jg. 1944, Bd. 52, Jg. 1945).

Die in dieser Arbeit niedergelegten Beobachtungen und Folgerungen hätten fortlaufend in Facharchiven erscheinen sollen. Das Entgegenkommen des Springer-Verlages, Wien, ermöglichte ihr Erscheinen in Buchform. Die notwendige Umarbeitung läßt die ursprüngliche Disposition wohl noch erkennen, wir hoffen aber, daß dieser Umstand sich auf die Darstellung nicht störend auswirken wird.

Gallneukirchen, O.-Ö., Winter 1945/46.

Zusatz während der Korrektur: Das Manuskript, das Arbeiten berücksichtigt, die bis Frühjahr 1945 beendet waren, wurde im Frühling 1946 dem Verlag übergeben. Aus zeitbedingten Gründen verzögerte sich die Veröffentlichung bis jetzt; aus diesen Gründen konnten die modernsten Fortschritte auf dem Gebiet der Darmtuberkulose, insbesondere in therapeutischer Hinsicht, nicht mehr berücksichtigt werden, da diese in Europa erst ab 1946 bearbeitet wurden. Über die Wirkung der modernen Chemotherapie auf die Behandlung der Darmtuberkulose siehe meine Arbeiten in:

Acta tbc. Skand., 1949.

Ber. Wiss. Sitz. südd. Tbc. Ges., 1948, Beiheft z. Tuberkulosearzt, Thieme, Leipzig, 1949.

Ber. Wiss. Sitz. Deutsch. Tbc. Ges. Wiesbaden, 1948, Beitr. Klin. Tbk., im Druck.

II. Probleme der Diagnostik der Darmtuberkulose.

1. Zur Röntgendiagnostik
der tuberkulösen Erstveränderungen im Darm.

Nach den Pionierarbeiten über die Röntgendiagnostik der sekundären Darmtuberkulose von F. Fleischner in Europa und Lawrason Brown in Amerika ist der heutige Stand dieses Problems durch die monographische Bearbeitung von Rother und noch eingehender und systematisierender von Tisell dargestellt. Auf Grund der methodischen Errungenschaften aller der erwähnten Autoren kann wohl gesagt werden, daß die Darmtuberkulose, die klinisch dem Betroffenen subjektiv bewußt oder unbewußt eine gewisse Selbständigkeit im pathologischen Sinne oder eine gewisse Ausdehnung erreicht hat, im hohen Prozentsatz klar und eindeutig diagnostiziert werden kann.

Bei der Bedeutung der Darmtuberkulose als Komplikation der Lungenphthise ist das Gewicht dieser Feststellung dem Fachmann klar. Durch die Ermöglichung einer topisch einwandfreien Lokalisation eines bestehenden, örtlich beschränkten Prozesses im Darm kann ja die Frage der operativen Entfernung des Prozesses aufgeworfen werden und die mitgeteilten ersten Operationsberichte zeugen davon, daß im gegebenen Falle, das heißt beim Vorliegen eines lokalisierten Darmprozesses bei beeinflußbarem Lungenbefund der chirurgische Eingriff zu deutlichen und bleibenden Erfolgen führen kann. Kleinschmidt und Hohlbaum geben die Dauererfolge zwischen 27 und 43% aus der Literatur an, dabei scheint es sich aber hauptsächlich um die prognostisch und technisch weitgehend besser gelegenen Ileocaecaltumoren und nicht um die typische, ulzeröse Darmtuberkulose gehandelt zu haben. Eine, allerdings ältere, aus dem Jahre 1926 aus der Klinik Hohenegg stammende Statistik von Fuchs sieht bei ulzerösen und stenosierenden Intestinaltuberkulosen nur 15 längere Zeit andauernde Erfolge bei 61 Operationen aller Art. Die nach der Art der angewendeten Operationstechnik detaillierte Statistik läßt die besten Erfolge bei der totalen (nach Finsterer) einzeitigen Darmausschaltung ersehen. Die sekundäre Darmausschaltung hat weniger gute Dauererfolge, augenscheinlich wird die Unmöglichkeit der primär-einzeitigen Ausschaltung durch den schwereren, fortgeschritteneren Prozeß bedingt und bei der Enteroanastomose endlich wird man kaum auf in das Gewicht fallende Dauerresultate warten dürfen, da es sich hiebei wohl mehr oder minder nur um einen Palliativeingriff handeln wird.

Aber wenn auch eine noch weitgehendere technische Verbesserung oder Verfeinerung des operativen Vorgehens erreicht werden sollte, wird Ulricis prinzipielle Einschränkung wohl wenigstens vorderhand zu Recht bestehen bleiben, nämlich, daß auch durch die exakt lokalisierende Röntgendiagnostik der Darmtuberkulose nur ein Teil der an und für sich resezierbaren Prozesse dem Chirurgen zugeführt werden können, denn die Gegenindikation zum Eingriff wird ja fast immer vom Grundprozeß der Lunge gegeben werden, dessen Komplikation ja eigentlich der Darmprozeß meistens nur ist. Darum erwähnt Ulrici in seinem Tuberkulosebuch aus dem Jahre 1944, daß es ihm nur bei einigen Kranken gelungen sei, diese durch die Operation dem Schicksal der fortschreitenden Darmtuberkulose zu entreißen. Da in der ersten Auflage dieses Werkes aus dem Jahre 1924 keine Erwähnung über die operative Behandlung der Darmtuberkulose zu finden ist, scheint in dieser Beschränkung doch das Ergebnis einer zwanzigjährigen, bei dem Ausmaß der Ulricischen Klinik doch recht großen Erfahrung niedergelegt zu sein. (Nach Rother wurden bis 1938 nur 8 Fälle operiert, davon 3 Todesfälle an Lungenphthise.)

Nachdem durch die eingangs erwähnten Autoren die Technik und die Aus- bzw. Bewertung des röntgenologischen Verfahrens zur Feststellung

der Darmtuberkulose gleichsam standardisiert wurden, kann mit Fug
und Recht behauptet werden, daß die Darmtuberkulose, wenigstens von
einer gewissen lokalen Ausdehnung des Prozesses angefangen, mit hoher
Sicherheit fest- und bildmäßig darstellbar ist. Aus den umfangreichen
Übereinstimmungsstatistiken geht dies deutlich hervor: R o t h e r hat bei
150 diesbezüglichen Diagnosen 123 Bestätigungen, T i s e l l von 61 Diagnosen 54 Bestätigungen, also 82 und 88%. Bei den nicht zutreffenden
Diagnosen überwiegen bei beiden Autoren die Fälle, bei denen beim
röntgennegativen Befund am Sektionstisch doch ein florider Prozeß gefunden wurde, 14 und 9%. Allerdings kann eingewendet werden, daß es
immerhin möglich gewesen sei, daß in der Zeit zwischen letzter Röntgenuntersuchung und stattgefundener Sektion sich ein Darmprozeß ein-
gestellt hätte und man somit diese Versager nicht der Methode zur Last
legen dürfte. Dies würde besonders beim Auffinden von geringen Befunden bei der Sektion zutreffen. Wie dem aber auch im einzelnen Falle sei,
eine Übereinstimmung von über 80% bedeutet immerhin schon, daß die
Röntgendiagnostik der Darmtuberkulose ebenbürtig und gleich leistungs-
fähig an die Seite der Röntgendiagnostik der übrigen Darmaffektionen
getreten ist. Dabei wollen wir aber keinen Augenblick vergessen, daß es
sich bei der Röntgendiagnostik der Darmtuberkulose nicht um eine spezifisch pathognomische Diagnose handelt, sondern um die Feststellung
von Schattenanomalien, die innerhalb der klinischen Deutung und Wertung erst als Darmtuberkulose interpretiert werden.

Mein eigenes Material, das zum überwiegenden Teil aus der von mir
geleiteten Heilstätte Hochhagen (Vyšné Hágy) stammt, reiht sich den
obigen Zahlen wesentlich an: Unter 189 anatomisch kontrollierten Gesamtdiagnosen ergaben sich 157 Übereinstimmungen, das sind 83,5%. Die
Gesamtdiagnosen verteilen sich auf 23 Operationen und 134 Sektionen.
Was die Nichtübereinstimmungen betrifft, so wurde bei 6 Operationen
bei einem röntgenologisch als vorliegend erscheinenden minimalsten Befund bei der Resektion anatomisch fünfmal kein pathologischer Befund
vorgefunden, bei einer Resektion ein andersartiger, nicht „tuberkulöser“
Prozeß festgestellt, auf den später noch zurückzukommen sein wird
(Fall 5). Bei dreien der eben erwähnten Fälle wurde nach erfolgter
Laparotomie keine Resektion durchgeführt, obwohl der Röntgenbefund
für das Vorliegen eines beginnenden Prozesses zu sprechen schien, da
der lokale Tast- und Inspektionsbefund nicht für das Vorliegen einer
ulzerösen Darmtuberkulose sprach, wenigstens was die Serosa des
Darmes betrifft. Wie wenig aber ein solcher negativer „Außenbefund“
tatsächlich isolierte Ulzera ausschließt, dafür sind unter anderem gerade
die weiter unten besprochenen Fälle beredte Zeugen. Bei 8 Fällen konnte
bei der Röntgenuntersuchung kein vom Normalen abweichender Befund
erhoben werden, die Sektion deckte lokalisierte frische Befunde auf. Es

sei auch hier bemerkt, daß bei allen 8 Fällen zwischen letzter Untersuchung und Sektion wenigstens 8, maximal 11 Wochen lagen. Äußere Umstände machten die Wiederholung der Röntgenkontrolle vor dem Tode unmöglich, die vorgefundenen Befunde hätten nach der Ausdehnung röntgenologisch festgestellt werden können. Es ist vielleicht noch von Interesse festzustellen, daß von unseren endlich anatomisch verifizierten tuberkulösen Darmprozessen 24 geringe Befunde waren, und zwar 13 Sektionen und 11 Operationen. In diesen Fällen handelte es sich immer um vereinzelte Ulzera, die sich auf eine Darmlänge von nicht mehr als 20 cm Ileum, das Caecum oder 30 cm Aszendens verteilten, oder um ein größeres Solitärulkus bzw. exulzerierte Fläche von maximal 6 cm Durchmesser. Bei diesen Fällen verging zwischen der Diagnose und Bestätigung nie eine längere Zeit als 2 Wochen. Es kann also bezüglich des oben Gesagten angenommen werden, daß bei den röntgennegativen, aber bei der Sektion positiven Fällen der nicht aufgedeckte geringfügige Prozeß tatsächlich bei der Untersuchung nicht vorlag und erst in der Zwischenzeit zwischen Untersuchung und Autopsie entstanden ist, wenn diese Zeit die Dauer von 4 Wochen überschritt.

Die Fehldiagnosen, die bei späterer anatomischer Befundlosigkeit einen Befund auf Grund röntgenologischer Zeichen annahm, sind naturgemäß geringer an der Zahl. Bei R o t h e r 4%, bei T i s e l l kommen sie überhaupt nicht vor. In meinem Material figuriert dieser Fehler mit rund 7%. Es wirkt sich aber dabei eine bewußte Häufung dieses Fehlers aus, da ja bei der bewußten und forcierten Suche nach der unteren Grenze der Leistungsfähigkeit der Röntgendiagnostik diese Fehlermöglichkeit gleichsam provoziert wurde, bis wir es lernten, welche Minimalzeichen noch und welche nicht mehr im positiven Sinne als für das Vorliegen eines Prozesses sprechend gewertet werden dürfen.

Wenn nunmehr das Gerüst einer schon teilweise Schematisieren vermögenden Röntgendiagnostik der Darmtuberkulose gegeben ist, deren Kenntnis in der vorliegenden Arbeit vorausgesetzt wird, muß ein weiterer Ansporn zur Forschung darin gesehen werden, die Darmtuberkulose in einem je früheren Entwicklungsstadium erfassen zu können, ja sogar in ihrer Entstehung. Denn dann wird auch bei einem schwereren Lungenbefund die operative Beeinflussung des minimalen Darmbefundes die allgemeine Abwehrlage kaum so belasten, daß katastrophale Zusammenbrüche zu erwarten wären, ja die Ausschaltung neuerer Antigen- und Toxinresorptions- und -produktionsstätten werden die schädliche Aufsplitterung der Abwehr auf neue Fronten verhindern und diese der Beeinflussung des Grundprozesses zugute kommen lassen, die durch neuerliche Antigenresorption provozierten Überempfindlichkeitszustände werden in ihrer Entstehung und in ihren deletären Folgen verhindert werden können. Und nicht zuletzt wird die klinische und anatomische

Beobachtung solcher beginnender, in den ersten Anfängen steckender
Prozesse die Möglichkeit einer rein internen, konservativen Beeinflussung
dartun können und damit vielleicht uns die Möglichkeit der Verhinde-
rung der Entstehung der das Leben eigentlich so oft erst beendenden
Darmphthise in die Hand geben.

Bei der Diskussion von Fortschritten in der röntgenologischen Früh-
diagnostik der beginnenden Darmtuberkulose können einmal noch nicht
beobachtete Symptome, das andere Mal die konsequente Weiterentwicklung schon gemachter Einzelbeobachtungen weiterführen. Es wird im
allgemeinen angenommen, daß die ulzeröse Darmtuberkulose überwiegend
in der Ileocaecalregion beginnt. Die ältesten Erscheinungen bei ausgedehnten Befunden und die bevorzugte Lokalisierung bzw. das alleinige
Befallensein bei beginnenden und nicht fortgeschrittenen Fällen sprechen
dafür. In der Tat, die Beobachtungen der Weltliteratur und die eigenen
Erfahrungen lassen das Ileocaecum dann als Startort der geschwürigen
Darmtuberkulose erkennen, wenn man als Ileocaecaltuberkulose spezifische Infiltrationen und Ulzera des untersten Ileums, der Bauhinschen
Klappe, des Caecums und der Appendix bezeichnet. Dabei kann jede der
erwähnten Partien für sich oder in Gemeinschaft und Kombination Träger
des Befundes sein. Allerdings darf nicht verschwiegen werden, daß jedem
Untersucher auf diesem Gebiete Fälle bekannt wurden, bei denen bei so-
gar reichlichem Befallensein anderer Darmgebiete ein völliges Freisein
der ileocaecalen Partien feststellbar ist. Unter einer Gruppe von 162 aut-
optisch festgestellten Darmtuberkulosen sah ich einmal eine isolierte
Duodenum-, zweimal eine isolierte Jejunum- und einmal eine isolierte
Rektum- bzw. Deszendenstuberkulose bei makroskopischem Freisein des
Ileocaecums. Die Befunde waren ausgedehnt, immerhin kann festgestellt
werden, daß das Vorliegen einer isolierten Darmtuberkulose der oberen
Dünndarmpartien ein doch weniger häufiges Vorkommnis ist. Aus diesem
Grunde, weiters wegen den technischen Schwierigkeiten, die bei der
Röntgenuntersuchung durch die Übereinanderprojizierung der Dünndarmschlingen entstehen, wegen der wesentlich kürzeren Verweildauer
des Bariumbreies in den einzelnen Dünndarmschlingen und wegen der im
Vergleich zur Colondiagnostik viel weniger fortgeschrittenen röntgenologischen Dünndarmdiagnostik ist die Frühdiagnose dieser Dünndarm-
prozesse noch kaum entwickelt. Diesbezügliche Untersuchungen werden
seit längerem durchgeführt und versprechen wertvolle, neue Erkenntnisse zu liefern. Die Feststellung von Dünndarmstenosen, die leichter ist,
kann aber kaum als Frühdiagnose im engeren Sinne des Wortes gewertet
werden, da hier das Frühstadium eigentlich schon überwunden ist, wobei
nicht vergessen werden soll, daß Stenosen und frische Veränderungen
in vielen Fällen kombiniert gleichzeitig aufgefunden werden können.
Man wird also nach der Lage der Dinge vorderhand wesentliche Be-

reicherungen der Frühdiagnose der Darmtuberkulose füglich nur vom eingehenden Studium der Vorgänge im Ileocaecum erwarten können, wobei es selbstverständlich im Bereich der Möglichkeit bleibt, daß das Herausarbeiten neuer Gesichtspunkte auch bei der Früherfassung der Tuberkulose des Duodenums, des Jejunums und des oberen Ileums wesentliche Fortschritte zeitigen würde.

Das Wesentliche bei den spezifisch tuberkulösen Veränderungen der Ileocaecalregion auch schematisch aufzeigbar herausgearbeitet zu haben, ist in letzter Zeit besonders Fleischner und Tisell gelungen. Die charakteristischen Zeichen, die Tisell als kennzeichnend für das Vorliegen einer ulzerösen Tuberkulose des Ileocaecums angibt, sind: 1. eine konstante Verengerung der terminalen Ileumpartien, meist mit Schwellung der Klappenlippen, 2. ein konstanter Füllungsdefekt der Ultima ilei. Dieses Symptom kann sich auf das Caecum fortsetzen. 3. Rigidität der prävalvulären Ileum- und der Caecumbegrenzung mit oder ohne Fleischners Symptom. 4. Rigidität der Ultima ilei mit Konturdefekten. 5. Rigidität der Darmwandung mit Verlust der Kontraktionsfähigkeit.

Diese Symptome können in Verbindung mit Ileumprozessen oder isoliert auch im Caecum aufgefunden werden, wo dann analog zum obigen ebenfalls Füllungsdefekte mit lokaler Hypermotilität, Füllungsdefekte mit konstanter Lumenverengerung, das klassische Stierlinphänomen und Wandstarre mit meist feinzähnigen Wanddefekten feststellbar sein werden. Wenn man diese Symptome näher betrachtet, so kommt man zum Schluß, daß die an und für sich sehr signifikanten Phänomene eigentlich schon fortgeschrittenere Prozesse charakterisieren. In der Tat ist auch der von Tisell mitgeteilte, wenig fortgeschrittene Fall 35, der noch röntgenologisch erfaßt werden konnte, im eigentlichen Sinne kein beginnender, sondern lediglich ein lokalisierter Prozeß: zwei pfenniggroße Ulzera knapp vor der Bauhinschen Klappe manifestieren sich als konstanter Konturdefekt der medialen Ultimabegrenzung, daneben besteht ein daumennagelgroßes Ulkus im Caecum. Ein weiterer Fall (Nr. 42) von zwei Klappenulzera, ein Fall von einigen Dünndarm- und Caecumgeschwüren (Nr. 47) und ein letzter Fall von einigen pfenniggroßen Ulzera im Caecum konnten röntgenologisch nicht zur Darstellung gebracht werden. Tisell weist darauf hin, daß der Verdacht auf tuberkulös-geschwürige Darmprozesse erweckt werden soll bei lokaler Hypermotilität, besonders wenn damit eine Lumenverengerung und Wanddefekte, im Dickdarm Haustrationsverlust verbunden sind. Selbstverständlich sind diese Symptome nicht streng pathognomisch, ihre tuberkulöse Verursachung wird durch das Vorliegen eines spezifischen Lungenprozesses nahegelegt. Mit dem Auftreten von Füllungsdefekten wird dann das Bild immer eindeutiger, allerdings der zugrunde liegende

Prozeß auch immer fortgeschrittener und schwerer. Man sieht aus dieser Aufstellung, daß Symptome, die recht fortgeschrittene Prozesse charakterisieren, funktionelle, dynamische Manifestierungen eines Grundprozesses sind, die ihre Verursachung in Reizzuständen der Muscularis mucosae haben, wie dies zahlreiche histologische Untersuchungen, besonders auch von T i s e l l, der sehr schöne und instruktive Bilder bringt, dargetan haben und meine eigenen Beobachtungen bestätigen können.

Wir wollen uns noch merken, daß T i s e l l hervorhebt, daß die normale Bauhinsche Klappe sich im Röntgenbild nicht abbildet.

F l e i s c h n e r sieht die Veränderungen der Flexura ultima ilei im großen und ganzen in folgender Ordnung ablaufen: unregelmäßige Füllbarkeit, unregelmäßige Wandbegrenzung, spastische Einziehungen bei abschnürender Peristaltik, endlich Wandstarre, Klaffen der Valvula, Verdickung der Klappenlippen. Es sprechen im allgemeinen für Tuberkulose Zeichen einer entzündlichen Irritation, bei fortgeschritteneren Prozessen der Nachweis eines Ulkus oder eines Schleimhautdefektes. Für eine Tuberkulose spricht weiter das Übergreifen der Veränderungen auf das Caecum oder umgekehrt. Durch die Erfahrung, die auf Grund eines sehr intensiven Suchens nach dem Vorliegen einer sekundären Darmtuberkulose bei Lungenphthise und später, auf Grund diesbezüglicher Beobachtungen bei allen Formen der Tuberkulose, ohne Rücksicht auf die Lokalisierung des spezifischen Grundprozesses, gewonnen wurde, glaube ich feststellen zu können, daß die Beobachtung des Durchtrittes des Kontrastbreies durch die Bauhinsche Klappe von seinem ersten Anfang an und die Beobachtung der neuromuskulär bedingten Motilitätsreaktion der prävalvulären Ileumpartien geringste Veränderungen im Ileocaecum mit erhöhter Sicherheit soweit voraussetzen lassen, daß der Schluß einer Verbindung dieser röntgenologischen Zeichen mit der ulkusbedingten Störung des innervatorischen Zustandes dieser Partien als gerechtfertigt erscheint. Bei der Interpretation der folgenden Beobachtungen muß angenommen werden, daß das Ileocaecum gewissermaßen eine funktionelle Einheit insofern darstellt, daß pathologische Prozesse des Caecums funktionelle Veränderungen des Ileums nach sich ziehen und umgekehrt, wobei die Gruppierung Caecumläsion⟶Ileumsymptom die häufigere zu sein scheint. Diese Annahme machte schon B á r s o n y, als er einen konstanten Spasmus der Ultima ilei als einziges Röntgensymptom eines geschwürigen spezifischen Caecumprozesses so interpretierte, daß Caecumprozesse beim Fehlen von Passagebehinderungen Spasmen und muskuläre Irritationen im Ileum hervorrufen können. Dies folgert er auf Grund des Bayliss-Starlingschen Gesetzes, das aussagt, daß im Darm oralwärts vom gesetzten Reiz ein Reizungszustand, aboralwärts eine Erschlaffung feststellbar ist. Die funktionelle Einheit von Appendix, Caecum, terminalem Ileum und Aszendens betont auch

W i c h t l in Übereinstimmung mit H e i l e. V o n c k e n sah beim Studium der Infektion der lymphatischen Organe des Ileocaecalwinkels auch bei der Ausbreitung von Infektionen Verhältnisse, die auch von diesem Gesichtspunkt aus für eine funktionelle Einheit dieser Partien, hier allerdings mit in das Auge springenden anatomischen Bedingungen, sprechen.

Der normale Vorgang des Durchtrittes von Kontrastbrei durch die Bauhinsche Klappe vom Ileum in das Caecum ist röntgenologisch im großen und ganzen festgelegt. Obwohl bei K ö h l e r zu lesen ist, daß die letzten Ileumschlingen normalerweise keine deutliche Peristaltik zeigen, diese aber bei Stenosen zu beobachten ist, nimmt der Großteil der Autoren eine peristaltikbedingte, schubweise Beförderung des Darminhaltes bzw. des Kontrastbreies durch die Valvula an. Während H a m m e r lebhafte Einschnürungen bis zur vollkommenen Durchschnürung sah, so daß die Ileumschlingen durch die Bauchhaut dem palpierenden Finger fühlbar werden, sieht F l e i s c h n e r nur Einschnürungen bis Gänsefederkielstärke. Beide Autoren stellen fest, daß nach der Kontraktion die terminale Ileumschlinge erschlafft, erst danach beginnt die neuerliche Durchtreibung von Darminhalt. F l e i s c h n e r machte aber die bemerkenswerte Beobachtung, daß man oft längere Zeit dauernde Abschnürungen und dabei ausgeprägte Längsfältelung der Schleimhaut der terminalen Ileumpartien beobachten kann. Dann kann man auch nach Kneten und Massieren sehen, daß die prävalvulären Ileumpartien auch nach der Entleerung in das Caecum kontrahiert bleiben. F l e i s c h n e r meint, daß hier eine präexistente Hypermotilität bzw. Hyperirritabilität vorliegt, die durch Reizung verschiedenster Genese spastische und peristaltische Vorgänge hervorruft. Es handelt sich um eine Störung des neurovegetativen Innervationszustandes dieser Abschnitte. Eingehend haben sich mit den Füllungs- und Transportvorgängen im prävalvulären Ileumabschnitt B e c k e r und O p p e n h e i m e r beschäftigt, die im großen und ganzen die von anderen Autoren erhobenen Befunde und erzielten Beobachtungen bestätigen konnten, auf eine unserer Ansicht nach wichtige Einzelheit ihrer Beobachtungen wird weiter unten eingegangen werden müssen. Die von F l e i s c h n e r, H a m m e r, B a u e r m e i s t e r und K a s t l e gemachten Beobachtungen kann ich aus meinem Material nur vollinhaltlich bestätigen. Die von F l e i s c h n e r gemachte Beobachtung über eine vorhandene Spasmusbereitschaft des terminalen Ileums bzw. der prävalvulären Partien und der Bauhinschen Klappe wohl auch führt aber in konsequenter Beachtung und kritischer Auswertung zu einem Symptomenbild, dessen Vorhandensein bisher in vier nur auf Grund dieses Symptoms operierten Fällen auf das Vorliegen von ganz vereinzelten, ein bis zwei tuberkulösen Geschwüren von kleinstem Ausmaße zurückgeführt werden konnte. Das Symptomenbild kann festgestellt werden, wenn man bei der peroralen Röntgenuntersuchung den Durchgang des Kontrastbreies durch die Bauhinsche Klappe von *allem Anfang an* laufend beobachtet. Darin besteht eigentlich auch die ganze Schwierigkeit, da nach dem Abklingen des entstehenden Spasmus bei der nur kurz darauf folgenden Kontrolldurchleuchtung nur mehr weniger typische und gar ganz normale Verhältnisse vorliegen bzw. sich erheben lassen. Und da das Vordringen des Kontrastbreies bis zur Valvula für jedes Individuum und für jeden Untersuchungstermin einen nicht vorausbestimmbaren Zeitpunkt bedeutet, der nicht errechnet werden kann, sondern abgepaßt werden muß, wobei es um Minuten gehen kann, ist es klar, daß das Abwarten und Erfassen des vordringenden Kontrastbreies an der Klappe vom Untersucher Zeit und Mühe verlangt, besonders dann, wenn man auf einmal nicht mehrere Darmuntersuchungen laufend vornimmt, sondern nur einen Patienten untersucht. Ich möchte den Symptomenkomplex folgenderweise beschreiben: Man beobachtet bei einer Kontrolldurchleuchtung, daß der Bariumbrei die letzte Ileumschlinge erreicht hat, die letzte, prävalvuläre Partie ist noch nicht gefüllt. Unter laufender Beobachtung sieht man, daß sich die Kontrastmasse nunmehr entweder kontinuierlich, fließend oder aber in peristaltischen Schüben an die Valvula heranschiebt, diese erreicht und nun mit einem meistens fadendünnen Schattenstreifen in sie hereintritt (Abb. 1 und 2). In diesem Moment bleibt die Fortbewegung des Kontrastmittels stehen und die Ultima beginnt sich zu erweitern, als ob sie ihren Inhalt gegen einen sich ihr entgegenstemmenden Widerstand pressen müßte. Manchmal sieht man vor dem Abstoppen der Breibewegung einen zirka bohnengroßen Breibrocken durch die Valvula durchtreten und nunmehr das Ganze steckenbleiben, die Valvulastraße wird strichförmig. In normalen Fällen würde nun die kontinuierliche Füllung des Caecums folgen, dessen Füllung wir auch dann als kontinuierlich bezeichnen wollen, wenn diese einzelne Rhythmen erkennen läßt, in normalen Fällen beobachtet man nicht die Unterbrechung des einmal eingeleiteten Füllungsvorganges ins Caecum, es treten keine längeren Pausen im Füllungsvorgang ein. Die Abb. 3 und 4 veranschaulichen den an zweiter Stelle erwähnten Vorgang, wobei die Abb. 3 den Beginn darstellt. Abb. 1 und 2 stammen von verschiedenen Patienten. Die Abb. 4 zeigt, daß beim Gleichgroßbleiben des in das Caecum übertretenden Bariumklümpchens die Ultima sich auffüllt,

---

Abb. 1. Füllungsbild der Ultima mit abgebildeter Valvulastraße. Längsfältelung. Anatomisch:
Ein Ulkus im Ileum. 15-Minuten-Stop.
Abb. 2. Weiterer Fall, wie Abb. 1. Valvulastraße abgebildet, 20-Minuten-Stop. Beginnende Dilatation der Ultima, knapp prävalvuläre feine Wandunregelmäßigkeiten. Anatomisch: Isoliertes
Ulkus im Caecum, zirka 3 cm unterhalb der unteren Klappenlippe.
Abb. 3. Valvulastop für 17 Minuten mit vorhergehendem Übertritt von bohnengroßem Bariumstück.
Valvulastraße.
Abb. 4. Derselbe Fall nach 6 Minuten, Valvulastraße breiter, aber trotz Peristaltik kein nennenswerter Kontrastübertritt. Wandunregelmäßigkeiten.

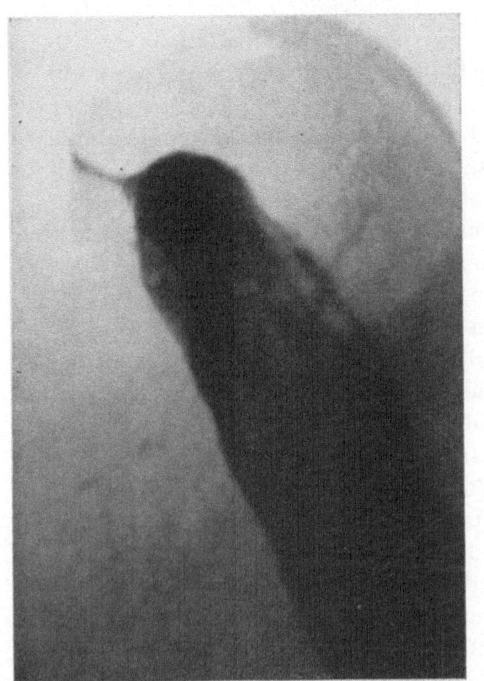

Abb. 1.

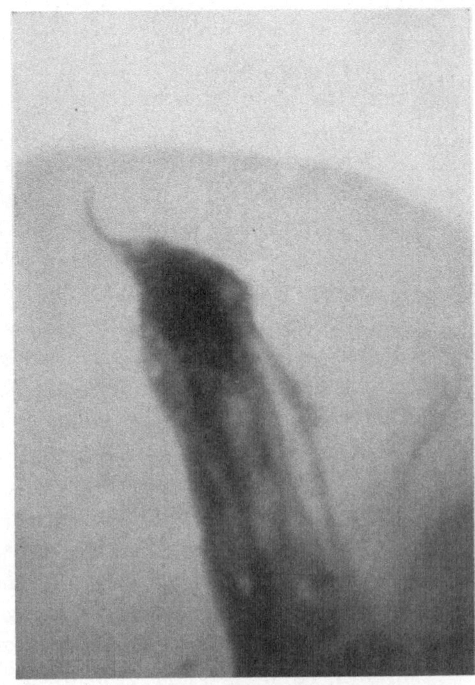

Abb. 2.

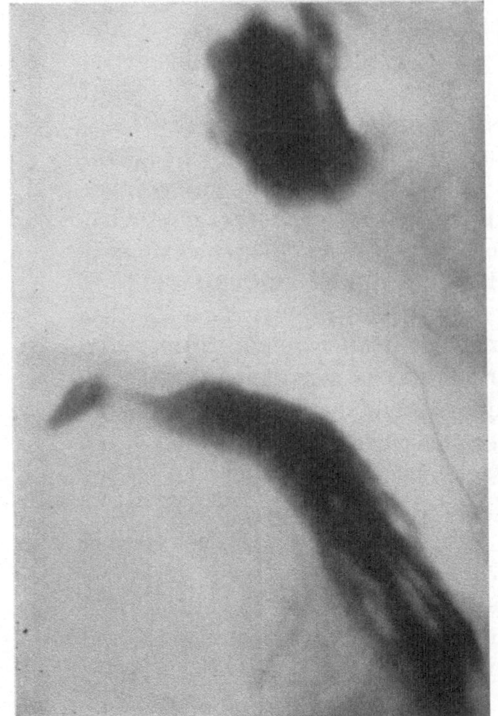

Abb. 3.

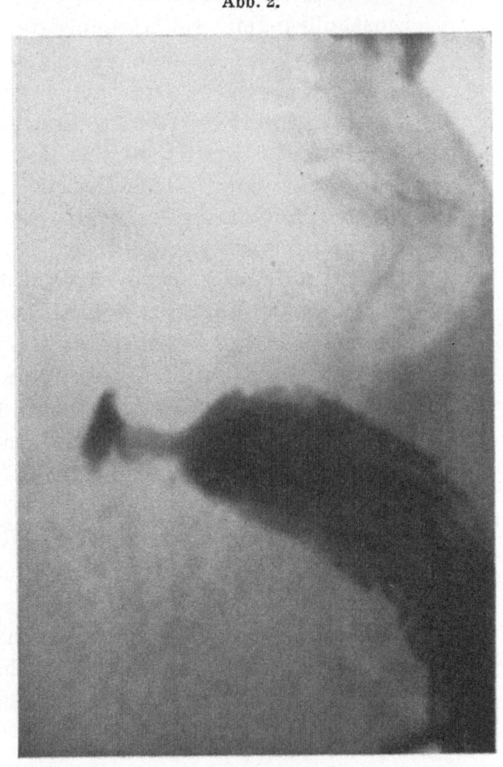

Abb. 4.

breiter wird und dann, im Bilde nicht dargestellt, zur Hyperperistaltik mit Abschnürungen und Verengerung der Valvulastraße bis Strichdünne übergeht. Ob aber nun ein kleiner Konstrastbrocken durch die Valvula durchtritt oder ob die Kontrastmasse nur mit Einbeziehung der Valvulastraße in die Klappe, beide Male aber mit ihrer Hauptmasse im prävalvulären Ileum liegen bleibt, die frustranen, energischen, peristaltischen Bewegungen der Ultima setzen allemal ein. Dabei fällt die abgeschnürte Kontrastmasse, die nicht weiter kann, nicht in das Ileum zurück, wie dies Becker und Oppenheimer in normalen Fällen bei noch vorhandenem Klappenschluß und peristaltischen Vorgängen im terminalen Ileum beschreiben, sondern die Kontraktionswelle „verebbt" sozusagen in die Valvula oder sie bleibt vor der Klappe als einige Zeit bestehen bleibender „stehender" Kontraktionsring stehen, bei geschlossener Valvula, die durch das Barium strichförmig gekennzeichnet ist. Das terminale Ileum wird dabei breiter, in das Caecum gelangt vorderhand kein Kontrastmittel. Nach einigen, 15 bis 20 Minuten, beginnt, anscheinend nach Abflauen eines krampfartigen Verschlusses der Valvula, der Durchtritt des Bariums in das Caecum, dabei bleibt aber der Klappenkanal immer nur strichförmig sichtbar, nur selten wird er ein wenig breiter, bis 3 bis 4 mm (Abb. 6), um sich dann wieder strichförmig zu kontrahieren. Die Ultima bleibt erweitert, einmal mit tiefen peristaltischen Einschnürungen, gut ausgeprägter Längsfaltelung der Schleimhaut, die sich bis in die Valvula verfolgen läßt, oft ohne Einschnürungen, aber prall wie ein Sack, dann und wann mit Granulierung und vorübergehender Aufrauhung der Wand. Nach einem Bestehen dieses Zustandes bis zu einer Stunde verwischen sich die Zeichen dieses spastischen valvulären und prävalvulären Zustandes und ganz normale Verhältnisse mit glatten Wänden und homogener Breiverteilung herrschen vor. Die nur vorübergehende Übererregbarkeit bzw. Krampfbereitschaft der terminalen Ileumpartien und der Klappe haben aufgehört, der Krampf ist überwunden, ganz normale Vorgänge folgen. Der Reiz des die Krampfbereitschaft erzeugenden Läsion ist nicht so stark, daß er einen Dauerzustand, einen Dauerkrampf, der sich als Füllungsdefekt manifestieren würde, verursachen kann, das Nervensystem der Muscularis mucosae antwortet nur auf den ersten Berührungsreiz krampfartig und beruhigt sich dann, es gewöhnt sich auf den nunmehr kontinuierlichen Zustand der Breibenetzung der Darmwand, dessen Beginn als Änderung des bisherigen füllungslosen Zustandes aber als Reiz empfunden wurde, auf den überschießend reagiert wird. Mit diesem Vorgang scheint die Beobachtung Kestners übereinzustimmen, daß die Bauhinsche Klappe durch besondere Nervenimpulse beim Vorhandensein einer aus dem Ileum zum Aszendens gerichteten peristaltischen Welle geschlossen bleibt, bei der sie sich sonst unter normalen Umständen, normalen Innervationszuständen, zu öffnen pflegt (zit. nach W a l c k e r). Wer die Verhältnisse nach einer der üblichen schematischen Wahlen des Zeitpunktes der Durchleuchtungskontrolle, z. B. nach 3, 4 und 6 Stunden studieren will, findet darum meistens lediglich normale Verhältnisse.

Die beschriebene Störung bzw. Abweichung vom normalen Füllungsvorgang des Caecums und des Durchtrittes durch die Bauhinsche Klappe fand ich in der beschriebenen

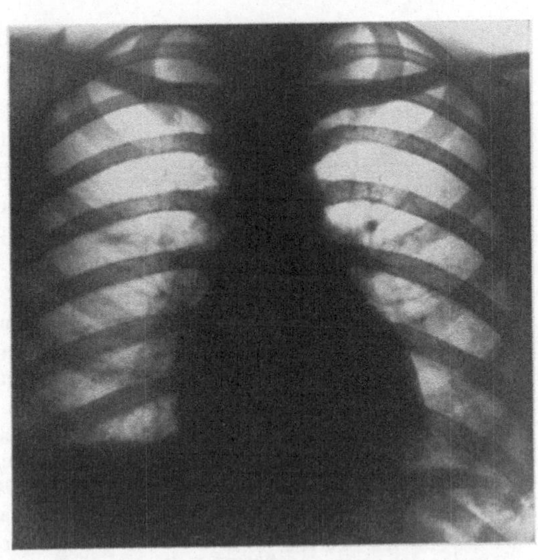

Abb. 5. Fall 1. Lungenröntgenbild o. B.

Art rein bei den weiter unten zu besprechenden vier Fällen tatsächlich minimalen tuberkulösen Darmbefundes vor, die meines Wissens nach die *inzipientesten* bisher veröffentlichten diagnostizierten und operativ bestätigten Fälle von ulzeröser Darmtuberkulose sind. Wenn man den Vorgang des Durchtrittes des Kontrastbreies durch die Valvula bei ausgedehnteren Prozessen beobachtet (was technisch, wie erwähnt, oft schwierig ist, weil die Klappe bei diesen oft eine beschleunigte Dünndarmpassage aufweisenden Fällen wirklich in sehr verschiedenen, weit voneinander liegenden Zeitpunkten erreicht wird), kann man die beschriebenen Phänomene wenigstens am Beginn in ihrer Entwicklung beobachten. Nur werden sie alsbald, noch vor dem Erreichen ihrer ganzen Entfaltung, von höherwertigen Symptomen des sich energischer auswirkenden, schwereren Prozesses überdeckt. So z. B. geht das Bild der Abb. 1 und 2 dann oft in einen Stierlin oder in das Bild der Ultima

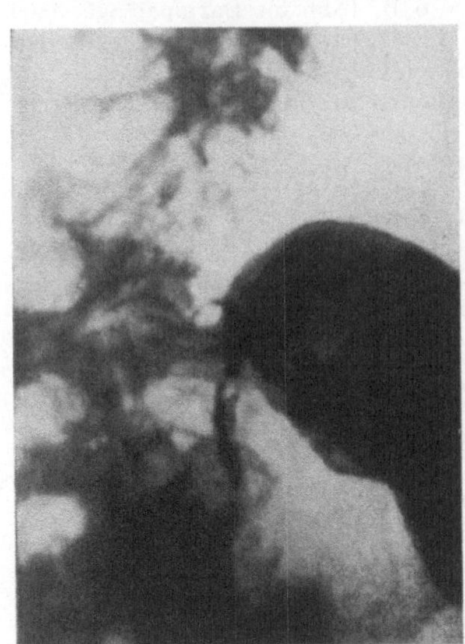

Abb. 6. Fall 1. Bei erweiterter Ultima nur langsamer und verzögerter Kontrastdurchtritt. Valvulastraße verbreitert sich wie in der Abbildung nur vorübergehend, um dann wieder strichdünn zu werden.

Böhm, Darmtuberkulose.

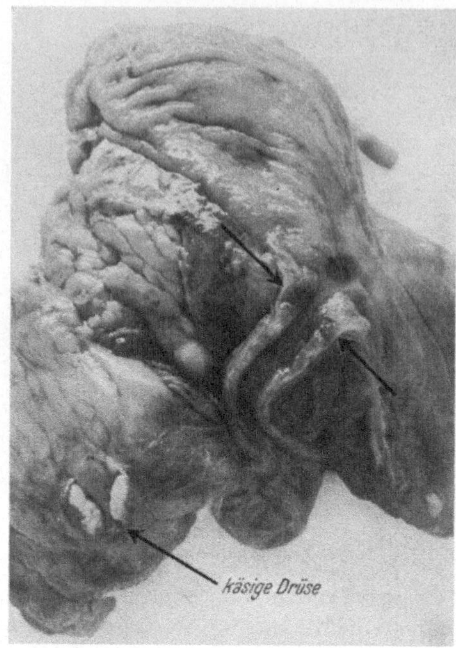

Abb. 7. Fall 1. Resektionsstück. Am Appendixabgang zirkuläres kleines Geschwür.

mit unterminierten, angefressenen Wänden, in das Bild der inhomogenen Füllung, des Fleischnerschen Symptoms usw. über. Ich lasse nun eine kurze Beschreibung der vier diesbezüglichen Fälle folgen.

Fall 1. Irma S. (1922). 1940 Pneumonie (?) links, 1943 ebendaselbst exs. Pleuritis. Danach Bauchbeschwerden. Oktober 1943 in Klinik exs. Peritonitis festgestellt. Gewichtsverlust 20 kg, Temp. bis 39° C. Aufnahme XII. 1943. Palp. kein Bauchbefund, fraglicher periumbilikaler Plastron. Stuhl unregelmäßig, aber o. B., kein Blut, Schleim und Katalase. Serumreaktionen auf Tuberkulose schwach pos. Senkung 20/43 mm nach Westergren. Diffuse Unterleibbeschwerden dauern an. Temp. bis 38° C. Lunge o. B. (Abb. 5). Darmpassage: nach 2 Stunden und 5 Minuten erreicht Kontrast die Klappe, tritt strichförmig in sie ein, die Weiterbewegung hört nun auf. Dieser Zustand dauert fast 20 Minuten an. Danach bei erweiterter

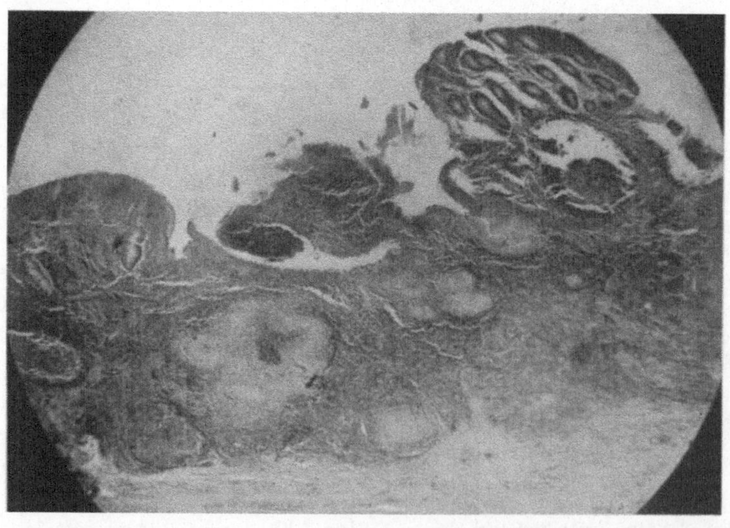

Abb. 8. Fall 1. Präparat aus dem Geschwür. Defekt der Schleimhaut, verkäsende Tuberkel der
Submukosa.

terminaler Ileumschlinge und abschnürender Peristaltik Durchtritt und Auffüllung des Caecums. Dieser Zustand besteht fast 45 Minuten, die Valvulastraße erweitert sich nur auf Sekunden auf die in Abb. 6 festgehaltene

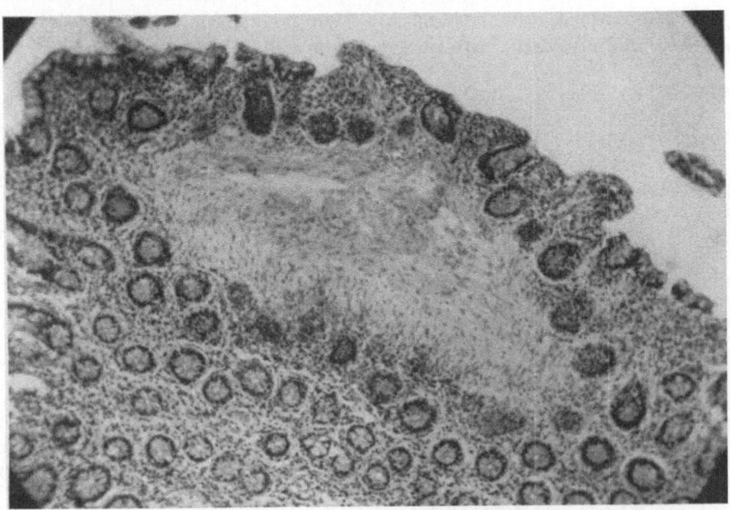

Abb. 9. Fall 1. Narbe mit regeneriertem Epithel im mittleren Ileum.

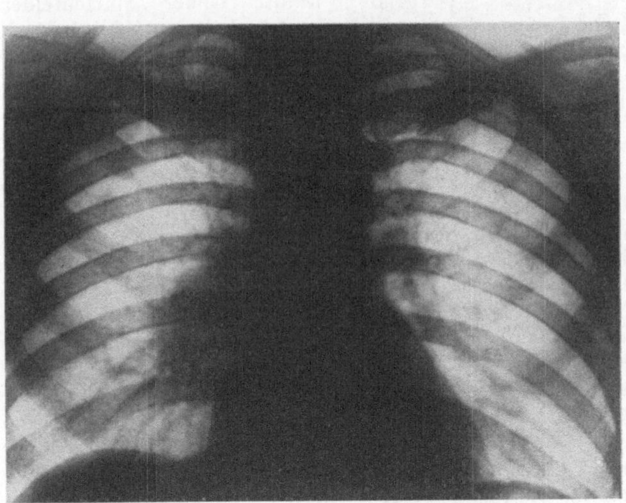

Abb. 10. Fall 2. Vorwiegend produktive Tuberkulose beider Spitzengeschosse, Verschattung im
rechten unteren Hiluspol.

Weite, um dann gleich in den vorderhand vorherrschenden Dauerzustand der
strichförmigen Enge bei vor sich gehendem Kontrastmitteldurchtritt zu übergehen. Danach flaut der Spasmus ab und nach 3 Stunden nach peroraler Barium-
verabreichung herrschen absolut normale Verhältnisse vor. Resektion (1. II. 1944):

2*

Durch Verwachsungen fixiertes und verdecktes Caecum und Ultima. An der Serosa des Ileums, Caecums und des Colonanfanges bis erbsengroße Drüsen, dabei sternförmige Narben, ebenso im Mesenterium. Das Caecum ist von vergrößerten Drüsen umgeben. Resektionspräparat: Im Caecumgebiet bis bohnengroße verkäste Drüsen, die entlang des Ileums bis 1 m weit verfolgt werden können. Die Schleimhaut der resezierten Ileum- und Caecumpartien o. B. bis auf einen kirschkerngroßen Ulkus mit überhängenden Rändern am Appendixeingang (Abb. 7) mit regionären, verkästen Drüsen. Histologisch handelt es sich um ein typisch tuberkulöses Geschwür (Abb. 8) mit spezifischer Struktur und Nekrosen. Am Ende des resezierten Ileumstückns, zirka 80 cm oral der Klappe eine winzige fibröse Narbe mit augenscheinlich intakter Schleimhaut, in seiner Nachbarschaft regeneriertes, unregelmäßig angeordnetes Drüsengewebe (Abb. 9).

Fall 2. Matthias T. (1914). 1943 Husten, Bruststechen, trockene Pleuritis? März 1944 akuter Schmerzanfall im rechten Bauch, Appendektomie, dabei spez. Peritonitis festgestellt. Aufnahme Mai 1944. Wenig ausgedehnte prod. Tuberkulose beider Spitzenfelder, Larynxabstrichkultur vereinzelt positiv auf Tb. Senkung 36/62 mm. Ende August Pleuritisschub rechts, nach Resorption des Ergusses parakardiale, bleibende Verschattung (Abb. 10). Senkung bleibt hoch, leichte Gewichtsabnahme. Darmpassage: Valvula nach 3 Stunden 25 Minuten erreicht, nach Übertritt einer bohnengroßen Breimenge Stop. Nach zirka 18 Minuten Erweiterung der Ultima mit Fiederung des Kontrastmittels und strichförmige Valvulastraße, durch die der Durchtritt des Bariums sich verfolgen läßt (Abb. 11). Das Bild bleibt zirka 35 Minuten unverändert, danach langsame Normalisierung, rund 50 Minuten nach Erreichung der Valvula wieder normale Verhältnisse. Resektion (11. I. 1945): Ileumschlingen untereinander mit dünner Membran verwachsen. An der Serosa und Mesenterium vergrößerte Drüsen, klappennahe bis kirschgroß und verkäst. An der Valvula (obere Lippe) unspezifische weiche Zyste (Abb. 12). Rund um den Appendixabgang ein hufeisenförmiges, zirka 2 cm großes Ulkus mit blutigem Grund. Darüber zirka 3 cm weiter hoch im Caecum sternförmige Narbe mit winzigem Ulkus bzw. Substanzverlust (Abb. 13, vierfache Vergr.). In der Narbe histologisch spez. Gewebe, Riesenzellen, Nekrosen, alles umflochten von Bindegewebszügen. Darüber stellenweise polypös regeneriertes Drüsengewebe (Abb. 14). Der winzige Substanzverlust daneben entpuppt sich als kleinstes tuberkulöses Geschwür (Abb. 15). Bemerkenswert sind subseröse Ansammlungen von großen Rundzellen mit Partien starker Vasodilatation, dieses Bild wird als allergische Reaktion gedeutet.

Fall 3. Anna K. (1924). 1941 wegen prod. Oberlappentuberkulose links Pneuanlage, unsicher, ob offen gewesen. Pneu geht bald ein (Abb. 16). Sputum-

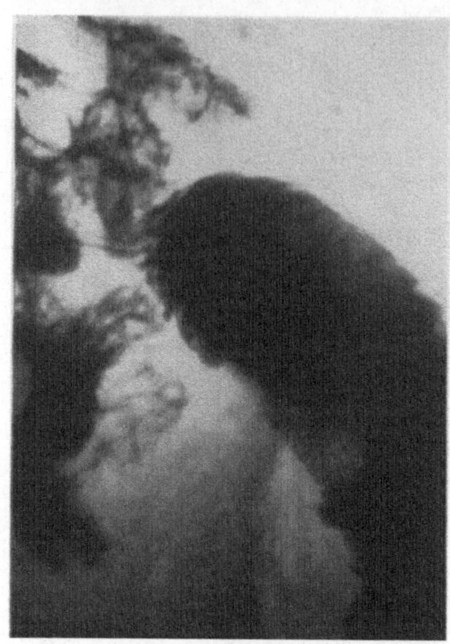

Abb. 11. Fall 2. Verbreiterte Ultima, strichförmige Valvulastraße, spärliche Caecumfüllung. Valvulastraße behält die hier gezeigte Enge über eine halbe Stunde.

kulturen, auch Magensaft immer neg. Senkung 22/38. Ab August 1941 intermittierend Durchfälle und Leibschmerzen, exs. Peritonitis festgestellt. Dieser Zustand besteht bis Februar 1942, Gewichtszunahme um 2 kg. Stuhl morphol. normal, Katalase einmal stark erhöht, dabei Tagesindikanurie 180 mg. Nach 48 Stunden wieder normale Verhältnisse. Darmpassage: Nach 2 Stunden 55 Minuten erreicht Kontrast Valvula, für 20 Minuten Stop in beschriebener Weise. Dann Auffüllung des Caecums, dabei Dilatation der Ultima mit Längs

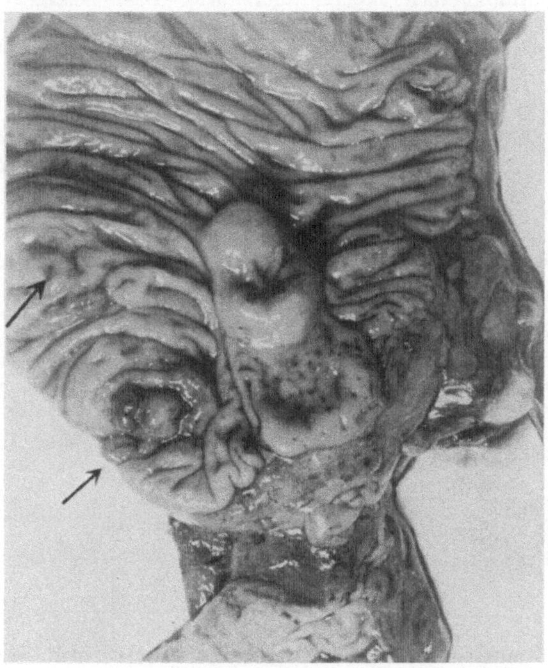

Abb. 12. Fall 2. Resektionsstück. Valvulazyste, Ulkus am Appendixabgang, kleine Narbe am linken Bildrand in Zystenhöhe.

fältelung und strichförmiger Valvulastraße. In der Längsfältelung ein pfefferkorngroßer Schattenfleck bzw. Unregelmäßigkeit in der Längsfältelung, der nach dem Nachlassen der Dilatation bzw. des Spasmus mit Valvulastraße konstant bleibt (Abb. 17). Danach glatte Auffüllung der Ultima und des Caecums und ein absolut normales Bild nach 45 Minuten. Resektion: Omentum mit Mesenterium verwachsen, auf der Serosa graue Knötchen. Drüsen meist bohnengroß, wie ödematös, teilweise sogar verkäst. Die Solitärfollikel der Darmschleimhaut deutlich über das Niveau erhöht. An den unteren Lippe der Valvula zwei dicht nebeneinander gelegene hirsekorngroße Geschwürchen, mit wallartigem Rand und rotem, nicht belegtem Grund (Abb. 18). Im Colon vier submukös gelegene Blutungen von Linsen- bis Bohnengröße. Die Ulzera erwiesen sich als typische tuberkulöse Geschwüre (Abb. 19), die submukösen Blutungen erweisen sich als allergische Reaktionen, die durch extreme Vasodilatation, Extravasate und eine extra- und endovasale Eosinophilie gekennzeichnet waren und in Beziehungen zu Follikeln mit Aktivitätszeichen nach H e l l m a n zu stehen scheinen. In einem stecknadelkopfgroßen Solitärfollikel Tuberkeln mit Riesenzellen, aber ohne Verkäsung.

Nach der Resektion baldige Erholung, Stühle zweimal täglich normal. Wesentlicher Rückgang des Lungenbefundes (Abb. 20). Die hier festgestellte Besserung des Allgemeinbefundes gilt übrigens auch auf die zuerst behandelten Fälle.

Fall 4. Julie B. (1915). 1935 Husten und Heiserkeit, 1942 Hämoptoe. Aufnahme Juni 1942. Spitzenkavum links mit homolateraler geringfügiger Streuung (Abb. 21). Pneu gelingt nicht. Leibschmerzen ohne Lokalisation, Stuhl immer normal. Senkung steigt von 28/40 auf 36/62 mm, Gewicht konstant. Keine Vermehrung der Stuhlkatalase, keine Indikanurie. Darmpassage: Kontrast nach $4^1/_2$ Stunden bei der Valvula, Stop auf rund 25 Minuten. Danach Durchtritt bei fadenförmiger Valvulastraße und dauernd verbreiterter Ultima (Abb. 22). Nach-

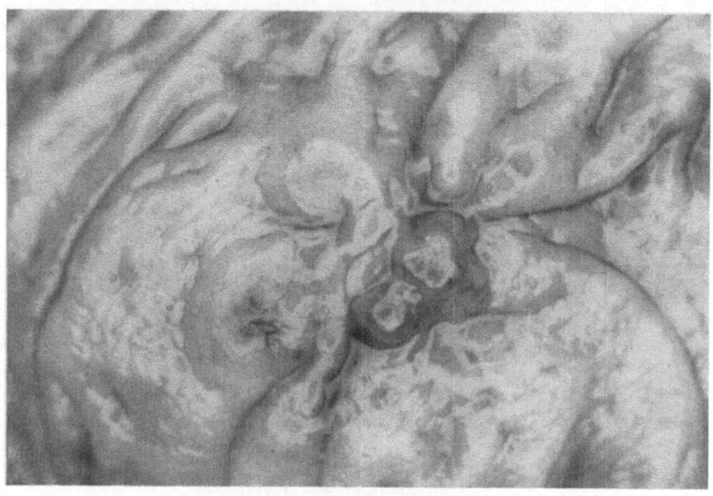

Abb. 13. Fall 2. Narbe (4×).

dem an der Ultima eine energische Peristaltik einsetzt, bleibt das prävalvuläre Ende immer kopfartig verbreitert, die peristaltische Abschnürung der Kontraktionswelle macht davor halt, die Valvulastraße wird auch bei schon fortgeschrittener Caecumfüllung höchstens vorübergehend 2 bis 3 mm breit, um sich immer wieder auf Strichstärke zu kontrahieren, der dicke Kopf bleibt fast 60 Minuten erhalten (Abb. 23), dann langsam Normalisierung des Bildes mit fließendem Übergang des Ileums in das Caecum. Valvulastraße nun auch bei Kompression nicht sichtbar. Resektion 21. X. 1942. Im kleinen Becken wenig Exsudat, Mesocolon adhäriert an die Bauchwand. In der Höhe der Bauhinschen Klappe ist die Serosa matt, die Darmwand verdickt, wie ödematös. Auch die Caecumwand faßt sich dicker an, aber die perivalvuläre Verdickung ist besonders auffallend, sie geht zirka 5 cm auf das terminale Ileum über. Im Mesocaecum erbsengroße Drüsen. Reseziert werden 15 cm Ileum und zirka 5 cm Ascendens. Auf der Schleimhaut des terminalen Ileums lymphatische Reaktion mit Hypertrophie der Follikel, dabei mehrere Einziehungen der Schleimhaut vor und hinter der Valvula, die wie winzige Schleimhautdefekte imponieren (Abb. 24). Im allgemeinen makroskopisch normale Verhältnisse. Die mikroskopische Untersuchung zeigt aber, daß die Darmfalten bzw. Zotten um diese Einziehungen verdickt sind, das lymphatische Gewebe hypertrophisch (Abb. 25). In diesem lymphatischen Gewebe finden sich nun alle Zeichen der von H e l l m a n beschriebenen Aktivierung des lymphatischen Apparates, der Reizantwort auf Gift bzw. Keimresorption: Massenhaft Keimzentren bzw. Sekundärknötchen, die vollgepfropft sind mit den bekannten großen hellen Zellen, Blutungen in die Keimzentren und unspezifische Nekrosen. Daneben finden sich aber in zahlreichen Follikeln Nekrosen mit Epitheloidzellen und Lymphozyten in typisch tuberkulöser Gruppierung und typische Langhanssche Riesenzellen. Verkäsung konnte in geringer Ausdehnung nur an zwei Stellen nachgewiesen werden. Überall, auch über den verdickten, tuberkulöses Gewebe beherbergenden Zotten ist das Darmepithel unbeschädigt. Tuberkel außerhalb des lymphatischen Gewebes wurden nicht gefunden. In den verdickten Zotten überall starke aller-

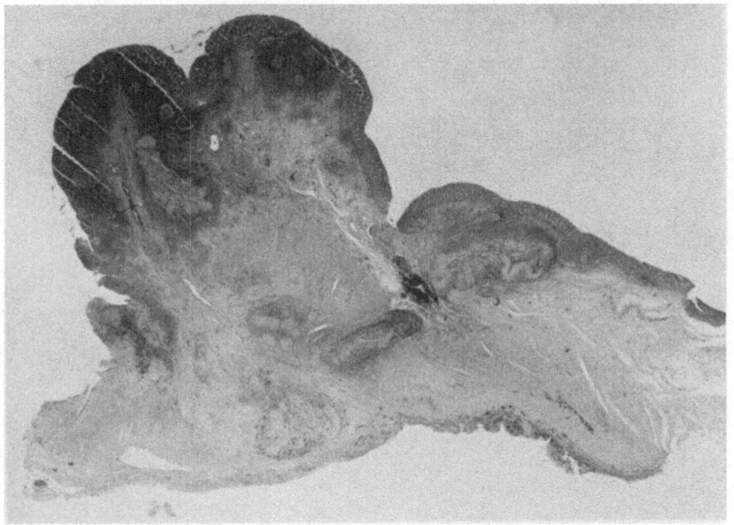

Abb. 14. Fall 2. Schnitt durch die Narbe. Riesenzellenhaltige Tuberkel mit zentralen Verkäsungsresten in der Submukosa und im verdickten Narbengewebe, das in die Subserosa reicht (8×).

gische Reaktion, massenhafte Gewebs- und Gefäßeosinophilie mit beobachtbarem Austritt der Eosinophilen in das Gewebe. Nach der Operation baldige Erholung mit weitgehender spontaner Besserung des Lungenbefundes: Die Kaverne ist auch mit Schichtaufnahmen nicht darstellbar (Abb. 26), nur die Kulturen aus Magensaft sind dann und wann positiv gegenüber eines vor der Operation im Ausstrich positiven Sputums. Einen anatomisch ähnlichen Fall teilt T i s e l l in seinem Fall 44 mit. Der Darmröntgenbefund ist normal, die Valvulapassage wird nicht beschrieben. Beim makroskopisch normalen Darm deckt die Sektion nach histologischer Untersuchung einzelne Tuberkel in der Mukosa und Submukosa auf, teilweise mit Nekrose der Schleimhaut. Leider ist wegen der fehlenden topischen Angaben dieser Veränderungen der Fall mit unserem eben beschriebenen zu Vergleichszwecken nicht verwendbar. Außerdem beträgt die Zeitspanne zwischen letzter Röntgenuntersuchung und Sektion bei T i s e l l $3^1/_2$ Monate, es kann angenommen werden, daß der inzipiente Darmprozeß bei der sehr schweren kavernösen Lungenphthise erst nach der Röntgenuntersuchung entstanden ist. Bei meinem Fall wurde eine Woche nach der Röntgenuntersuchung operiert, der Befund bestand also bei der Untersuchung schon.

Isolierte spezifische Ulzera des terminalen Ileums, der Valvula und des Caecums in Einzahl sah T i s e l l sechsmal (seine Fälle 6, 11, 35, 42, 47 und 52), davon zeigten vier röntgenologische Veränderungen. Die Fälle 6, 35 und 42 sind fortgeschrittener wie die von mir eben beschriebenen, die übrigen könnten der Beschreibung nach den meinen entsprechen. Der Fall 45, den T i s e l l mit den oben erwähnten als minimalen Befund veröffentlicht, hatte lediglich im Jejunum einen Befund, der Röntgenbefund war aber negativ.

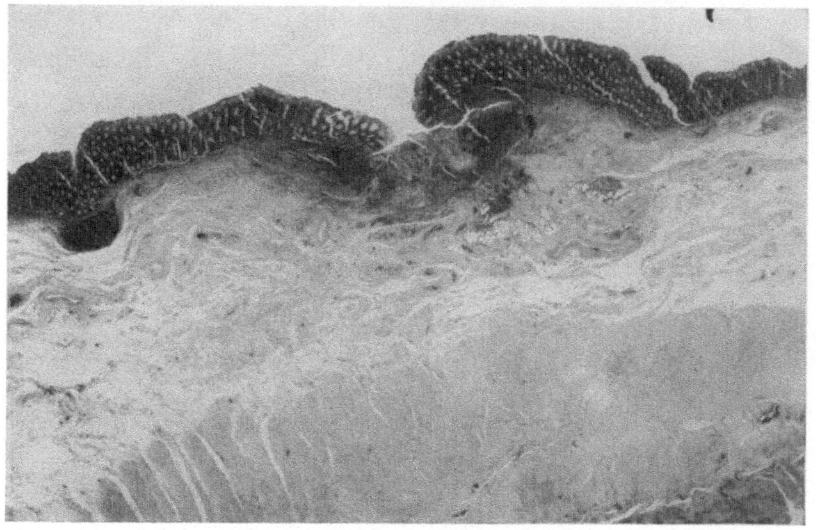

Abb. 15. Fall 2. Schnitt durch das Geschwür am Appendixabgang (20×).

Ich habe in den beschriebenen Fällen diejenigen Beobachtungen bekanntgegeben, bei denen die beschriebenen Röntgenphänomene rein zur Darstellung gekommen sind und bei denen die anatomische Kontrolle einen minimalen, aber histologisch einwandfreien tuberkulösen Befund als Ursache der Röntgenphänomene ergeben hat. Dreimal konnten kleinste Geschwüre, nie mehr als zwei, aufgedeckt werden, einmal manifestierte sich das Substrat des pathologischen Grundprozesses als die erste spezifische Reizantwort des die Antigenoffensive abwehrenden lymphatischen Apparates, ohne daß es noch zur Schleimhautnekrose, geschweige denn zur Geschwürbildung gekommen wäre. Dieser Fall dürfte wohl das Äußerste sein, was man von der Röntgendiagnostik der Darmtuberkulose noch verlangen kann, oder besser, der zeigt, wie weit ihre Leistungsfähigkeit eventuell gesteigert werden kann. Die Abb. 25 zeigt sehr schön, daß es sich in der Tat um Störungen des innervatorischen Zustandes der Darmmuskularis handelt, daß ein Erregungszustand mit

Kontraktionsbereitschaft der Muscularis mucosae die Ursache der Röntgenphänomene ist. Da das Resektionspräparat sogleich nach der Entnahme fixiert wurde, kam es nicht zur Erschlaffung der Muscularis, man sieht die erigierten Zotten und kann den Schließungskrampf der Valvula, mit der das reizüberempfindlich gewordene Gewebe auf den Dehnungsreiz des Kontrastmittels reagiert, sich gut vorstellen. Ich möchte hier bemerken und kann dadurch T i s e l l s Beobachtungen nur bestätigen: Die gleich nach der Entnahme anläßlich einer Operation oder,

wie T i s e l l dies vornahm, eine intracarotidale Formalinhärtung $^1/_2$ bis 1 Stunde nach dem Tode, geben ganz andere mikroskopische Bilder als Darmpräparate, die der Leiche erst nach der üblichen Wartezeit ohne vorhergehende Härtung entnommen wurden. Bei dem sich darstellenden Falten- und Strukturenreichtum des tuberkulös veränderten Darmes müssen die lehrbuchmäßigen Darstellungen der tuberkulösen Veränderungen als flache Gebilde, die auf einer papierebenen

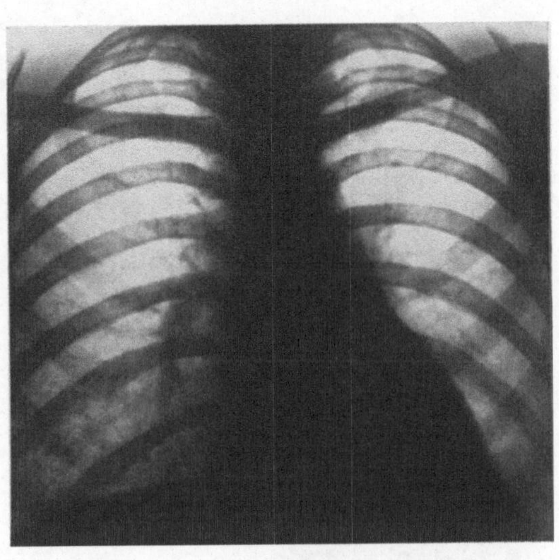

Abb. 16. Fall 3. Lungenbefund, grobfleckige bis kleinwolkige Schatten im linken Spitzen- und Oberfeld.

relieflosen Gewebefläche liegen, diese fast als Artefakte erscheinen lassen. Die ungemein instruktiven Bilder des Faltenschutzes der kleinen und kleinsten Ulzera, durch den die Schleimhaut durch Überdeckung der Geschwüre diese gleichsam der ständigen Reizung entziehen will und die zum Teil auch auf den hier veröffentlichten Bildern zu sehen sind und die so sehr zum Verständnis der Strukturanalyse des Darmröntgenbildes besonders bei der Tuberkulose beitragen, gehen beim nicht bzw. nicht unmittelbar nach dem Tode oder Entnahme aus dem Körper fixierten Präparat sicher ganz verloren.

Es sei darauf nachdrücklichst hingewiesen, daß die Annahme einer vorliegenden minimalen Darmtuberkulose unter Berücksichtigung der Anamnese und des übrigen klinischen Befundes nur dann gemacht wurde, wenn alle der beschriebenen röntgenologischen Zeichen festgestellt werden konnten: Es mußte der Zustand der beginnenden Füllung der terminalen Ileumschlinge bei noch freier Valvula erfaßt werden, das Heranschieben des Kontrastbreies mußte beobachtet werden. Es mußte der eine

Zeitlang dauernde Stop an der Valvula festgestellt werden und das Fort-
dauern eines spastischen Zustandes: die strichdünne Valvulastraße auch
bei Breipassage durch sie und die dilatierte, einmal tiefe peristaltische
Bewegungen ausführende, einmal prall gefüllte prävalvuläre Ileumpartie.
In diesen vier Fällen brachte die mit Zustimmung der Patienten ausgeführte Resektion die anatomische Bestätigung. In zwei Fällen, die zeit-

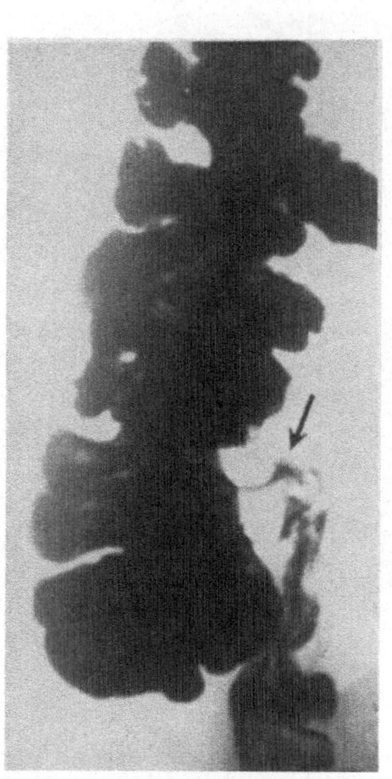

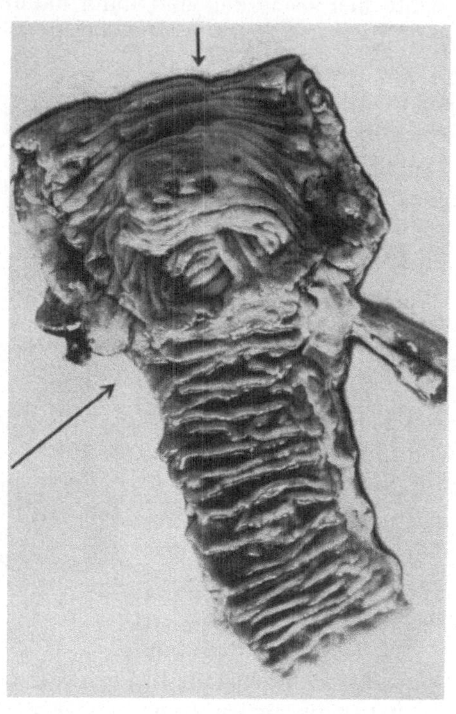

Abb. 17. Fall 3. Konstanter bohnen-
großer Schattenfleck, prävalvulär,
mit konstant strichförmiger Valvulastraße.

Abb. 18. Fall 3. Resektionsstück. An der ilealen
Valvulalippe kleines Geschwür, im unteren Aszendens drei submukös-muköse Blutungen.

lich zwischen dem ersten und zweiten veröffentlichten Fall lagen, wurde
nicht ganz rigoros das Vorliegen des beschriebenen Symptomenkomplexes
gefordert, trotz Mitbewertung anderer, sicher nicht normaler röntgenologischer Zeichen erwies die Resektion, daß kein ulzeröser Prozeß vorlag. Hiebei stellt der erstere von ihnen (Fall 5) das Übergangs-
stadium dar: tuberkulöse Grundlage mit histologischer Nachweisbarkeit,
aber keine Ulzeration. Dieser Fall würde also mit Fall 4 analog sein, wir
behandeln ihn aber deshalb als „Übergangsbeispiel", weil im ganzen
Resektionspräparat nur *ein* spezifisch verändertes Follikel im Ileum
nachgewiesen und aufgefunden werden konnte im Gegensatz zum Fall 4,

wo die tuberkulösen Follikel zahlreicher waren (17 untersucht) und sich, wohl ohne histologisch nachweisbare Gewebeveränderungen und Zerstörungen der Schleimhaut doch mit sichtbaren Eindellungen um die verdickten, kontrahierten Darmzotten herum schon makroskopisch erkenntlich machten. Für beide Fälle ist bei vorliegenden primitiven, noch zu keiner Gewebezerstörung führenden tuberkulösen Veränderungen die

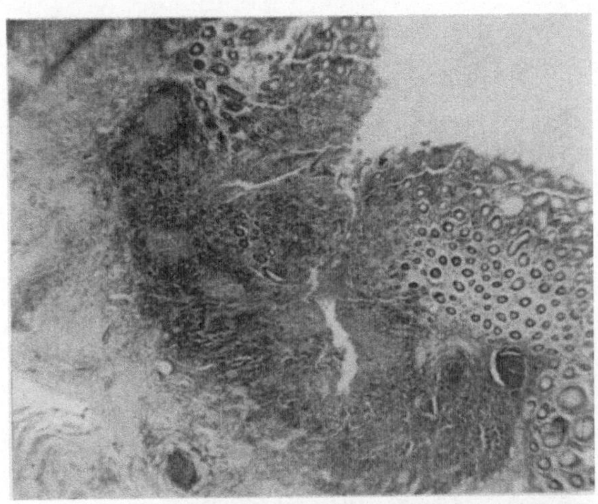

Abb. 19. Fall 3. Histologisches Präparat aus dem Klappenulkus: Typisches tuberkulöses Geschwür mit Tuberkeln mit zentraler Verkäsung. Faltenschutz des Ulkusgrundes.

noch während Unversehrtheit der Mucosa gemeinsam, die Reaktion der zahlreicheren tuberkulösen Follikel haben beim Fall 4 das röntgenologische Erscheinungsbild bedingt, beim Fall 5 konnte aber das *eine* festgestellte (mehr waren kaum vorhanden, da fast in Serien geschnitten wurde) tuberkulöse Follikel prinzipiell *nicht* röntgenologisch erfaßt werden. Die festgestellten Röntgenzeichen waren durch Gewebereaktionen verursacht, die nicht direkt tuberkulös verursacht sein mußten und die wohl zu gering oder andersartig waren, um den oben beschriebenen, auf Übererregbarkeit der Muscularis beruhenden Symptomenkomplex hervorzubringen. Im ersten Falle handelte es sich (Fall 5, Martin B., 1914) um eine abgelaufene spezifische Peritonitis mit frischem Pleuritisschub und eine feinkörnige, wenig dichte Aussaat in der rechten Spitze und beiden Subklavikulärfeldern. Die Darmpassage zeigte nun bei konstanten Wandunregelmäßigkeiten der terminalen Ileumflexur einen Valvulastop vom Typus der Abb. 4 (Abb. 27). Der Durchtritt kam aber in einigen Minuten in Gang, es bildete sich aber keine feine Valvulastraße und kein typischer Ultimakopf aus. Da die Wandunregelmäßigkeiten der Ultima mit wabiger Kontraststruktur aber später noch stärker hervortraten (Abb. 28), entschlossen wir uns doch zur Resektion, um so mehr,

als der Patient wegen seiner sehr ausgeprägten Beschwerden fast dazu
drängte. Die Operation deckte ausgedehnte pericaecale Verwachsungen
auf und eine verdickte Ultima ilei. An der Schleimhaut zeigte sich eine
exzessive Hypertrophie des follikulären Apparates im Ileum mit
flächigen, allergischen Blutungen der Caecalschleimhaut (Abb. 29). Die
histologische Untersuchung stellte enorme und monströse Wucherungen

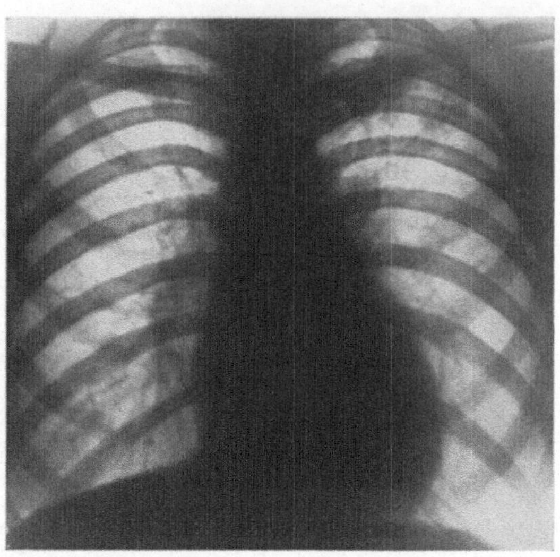

Abb. 20. Fall 3. Lungenbefund nach Beendigung der Behandlung.

des Follikelapparates mit den von H e l l m a n festgestellten Reaktions-
vorgängen fest: massenhaft Keimzentren, darin Blutungen und unspezifische Nekrosen (Abb. 30 und 31). Dazu konnten noch besonders in
diesem Falle die von S i e g m u n d als besonders kennzeichnend für das
Vorliegen einer krankhaften Hyperplasie des Follikelapparates angesehenen nicht ausgereiften, eher basophilen großen Zellen in den
Keimzentren beobachtet werden. Die ebenfalls von S i e g m u n d beobachteten Veränderungen an den Endothelien der kleinen Darmgefäße
und Kapillaren, die eine Umwandlung der ursprünglichen spindel-
förmigen Gestalt in große, geblähte Zellen, die das Lumen oft drüsen-
artig verstopfen, aufweisen und die dann aus ihrem Zellverband gelöst
im Gefäßlumen frei als große Monozyten feststellbar sind, fand ich im
vorliegenden Falle 5 nur vereinzelt, reichlich aber im Fall 3 und 4. Da
ich diese Befunde aber nur erheben konnte, wenn auch flächige Blutungen,
eine überaus starke intravasale und Gewebeeosinophilie und endovenöse
Granulationen feststellbar waren, beziehe ich das Auftreten dieser Zellen
im Gefäßlumen als freie Zellen auf allergische Überempfindlichkeitsreaktionen und ordne sie den großen hellen Zellen (Makrophagen) in der

Lunge, der Leber und der Milz zu, auf deren Bedeutung als Zeichen des
Vorliegens von Überempfindlichkeitszuständen bei der Tuberkulose besonders S c h w a r t z mit Nachdruck hingewiesen hat. Entsprechende
Bilder bezüglich des Darmes wurden außer im Kapitel II in einer
a. a. O. erschienenen Arbeit gebracht, ich hole hier nur die dort unter-
bliebene Zitierung der S i e g m u n d schen Beobachtungen nach. Spezifisch tuberkulöse Bilder
konnten im Darm des Fal-
les 5 nur in *einem* Ileum-
follikel (Abb. 32) aufgefunden werden, einer der bei
der Laparotomie zu Unter-
suchungszwecken entfernten
sechs mesenterialen Lymphknoten wies ähnliche spärliche tuberkulöse Strukturen
auf: epitheloidzellige, vereinzelte Riesenzellen und
zentrale Nekrosen enthal-
tende Tuberkel ohne ins
Auge fallende Verkäsungen.
Die übrigen Lymphknoten
wiesen lediglich großzellige
Hyperplasie, Zellen mit
Epitheloidcharakter, Sinus-
katarrh und bei drei die-
jenigen stark ausgeprägte

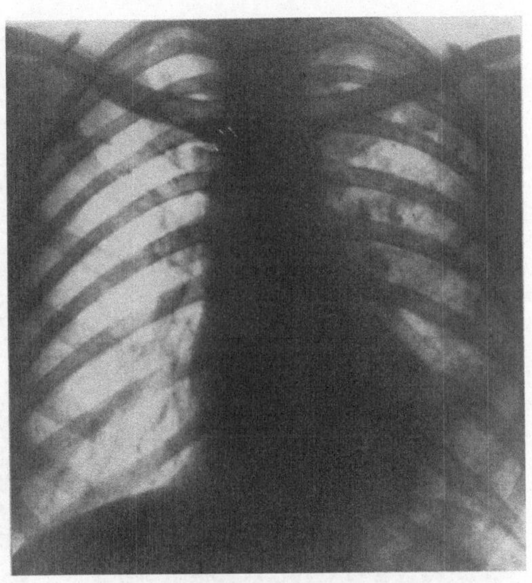

Abb. 21. Fall 4. Lungenbefund: Linke Lunge mit dichten,
eher weichen, wolkigen Schatten durchsetzt. In Klavikel-
höhe gänseeigroßes Kavum.

Bindegewebe- und Follikelhyperplasie auf, die bei Fällen von unklaren
Darmbeschwerden C l a i r m o n t , W i n t e r s t e i n und D i m t z a gesehen haben. Diese Autoren heben nachdrücklich hervor, daß man auch
bei sichergestellter Tuberkulose der Mesenteriallymphknoten neben spezifisch veränderten Lymphknoten auch solche, und oft mit den ersteren
in ein Paket verbacken, mit den eben erwähnten „unspezifischen" Veränderungen antrifft. Nach alldem können hier nur gradative, quantitative
Unterschiede, verursacht von der quantitativen Verschiedenheit des
Reizes und der Reizantwort des Gewebes als Ursachen der verschieden-
artigen Befundgestaltung beschuldigt werden, wie dies ja aus den
H e l l m a n schen Anschauungen folgt. Praktisch ist es aber wichtig zu
bemerken, daß unter Umständen bei geringgradigen tuberkulösen Bauch-
veränderungen die Diagnose nicht immer aus der histologischen Untersuchung lediglich eines veränderten Lymphknotens gemacht werden
kann. Ich nehme an, daß es sich in diesem Falle um die enorme Reaktion
des Darmfollikelapparates gehandelt hat (die Ileumschleimhaut war ja

übersät von über stecknadelgroßen Follikeln, die sich bestimmt auch
über die Resektionsstelle ausgebreitet haben), auf den Resorptionsreiz
der tuberkulösen Reizstoffe, die bei der bestehenden spezifischen Peritonitis retrograd in der Darmschleimhaut zur Resorption gekommen sind.
Auf die Frage der retrograden Antigenaufnahme, also von Peritoneum
bzw. von den Lymphknoten zum Darm, komme ich bei der Diskussion der

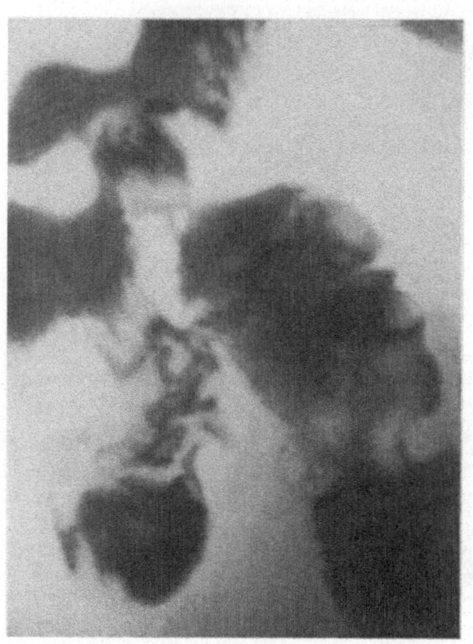

Abb. 22. Fall 4. Strichförmige Valvulastraße,
breite Ultima.

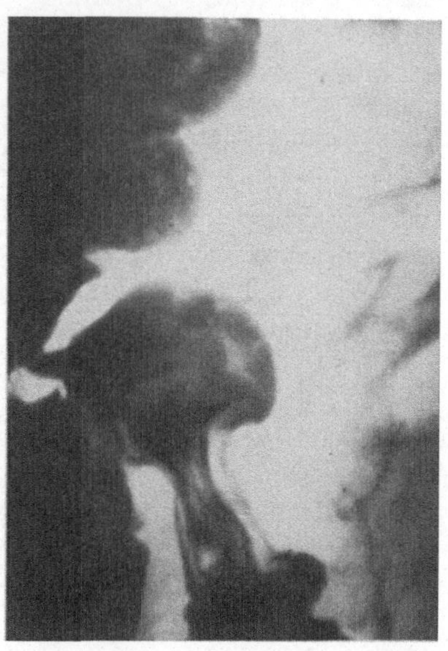

Abb. 23. Fall 4. Abschnürende Peristaltik
der Ultima, Ultimakopf. Trotz Durchtritt
von Kontrastmittel wird Valvulastraße kaum
breiter.

Entstehung wenigstens eines Teiles der Darmtuberkulosen noch zurück.
Die wabige Struktur des kontrastgefüllten Ileums mit der unebenen Wan-
dung war also durch die vergrößerten Follikel bedingt, diese mani-
festierten sich in Aussparungen, als Aufhellungen im Kontrastschatten.
Diese wabige Struktur muß also bei der Beurteilung des Darmröntgenbildes besonders im Ileum mit Vorsicht verwertet werden, ich schreibe
sie der Hypertrophie des Follikelapparates zu. Sie ist bei jeder beginnenden oder auch nicht sehr fortgeschrittenen Darmtuberkulose zu beobachten und in bemerkenswerter Weise um so ausgeprägter, je jünger
und lokalisierter der Prozeß ist. Die Ausdehnung dieser Hypertrophie
steht anscheinend in gar keinem Verhältnis zum eventuell vorliegenden
geschwürigen Prozeß und scheint eher das Ausmaß der giftresorbieren-
den Fläche zu versinnbildlichen, wenigstens kann eine Größenzuordnung
der Follikelhypertrophie zur Kette der vergrößerten, spezifisch veränderten paracolischen Lymphknoten festgestellt werden.

Beim Fall 6 fehlte der erste Valvulastop, die Valvulastraße ist stärker, breiter, der Ultimakopf kaum und nur ganz vorübergehend ausgeprägt (Abb. 33). Die drei Tage nach der Röntgenuntersuchung vorgenommene Sektion deckte ganz normale Verhältnisse auf.

Der Fall 7 mit geringfügigem Lungenbefund, spezifischer Peritonitis in der Anamnese und zweimal vermehrter Katalase im Stuhl zeigte bei der Passageuntersuchung keinen Stop, es bildete sich aber ein kurz dauernder, ziemlich typischer Ultimakopf aus, der dann bald in das in Abb. 34 wiedergegebene Bild überging. Dieser Zustand dauerte fast eine

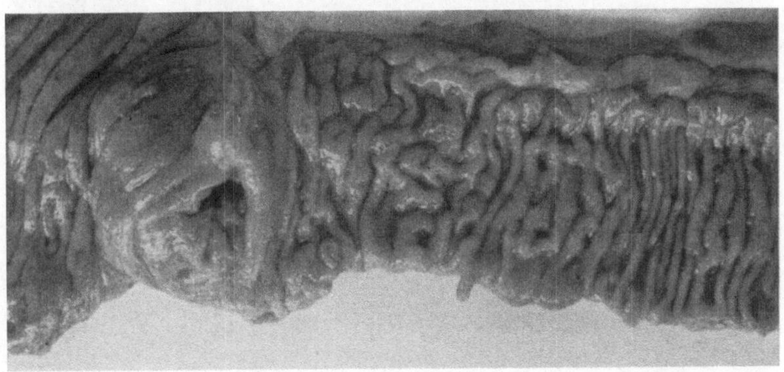

Abb. 24. Fall 4. Resektionspräparat. Knapp vor und hinter der nur leicht ödematösen Valvula feinste Einziehungen, die wie kleinste Substanzverluste imponieren, aber keine sind.

Stunde an, danach Normalisierung der Verhältnisse. Die Resektion zeigte aber, daß gar kein pathologischer Prozeß vorlag, interessanterweise hörten aber danach die subjektiven, sehr unangenehm empfundenen Beschwerden auf, die wahrscheinlich durch die Zerrung der zahlreichen festgestellten und zum Teil gelösten Verwachsungen verursacht waren (siehe C a s a s s a und M u c c h i).

Zusammenfassend läßt sich also sagen, daß für die Annahme des Vorliegens eines minimalen ulzerösen Darmprozesses in seinen Anfangsstadien das nacheinanderfolgende Vorliegen des primären Klappenspasmus auf den ersten Berührungsreiz mit Ausbildung der feinen Valvulastraße bei vor sich gehendem Durchtritt der Kontrastmasse und die den Klappenspasmus zuerst zu überwinden trachtende, dann auch tatsächlich überwindende Ultimahyperperistaltik mit Ausbildung des lokalen, dilatierten Ultimakopfes notwendig ist. Bei größeren Veränderungen gehen diese Erscheinungen in die bekannten, geschwürige Prozesse aufzeigenden Bilder über oder aber diese erscheinen gleich von Anbeginn an. Interessant ist dazu die nachträgliche Analyse des Falles 52 von T i s e l l. Seine Abb. 3 a zeigt die Valvulastraße und die Längsfältelung des terminalen Ileums, der charakteristische Ultimakopf bildet sich nicht aus. Der Zustand bleibt aber auch nach zwei Stunden bestehen (Abb. 3 c). Hier zeigt das Ileum schon eher Ansätze zu einer Hyperperistaltik, die Valvulastraße besteht noch. Über das Verhalten des initialen Klappenstops sind wir nicht unterrichtet. Also: Auch bei der Annahme, daß der Füllungs- und Durchtrittsvorgang von seinem Anfang an analog unserer Beschreibung nach verlaufen wäre, ist doch durch die Konstanz

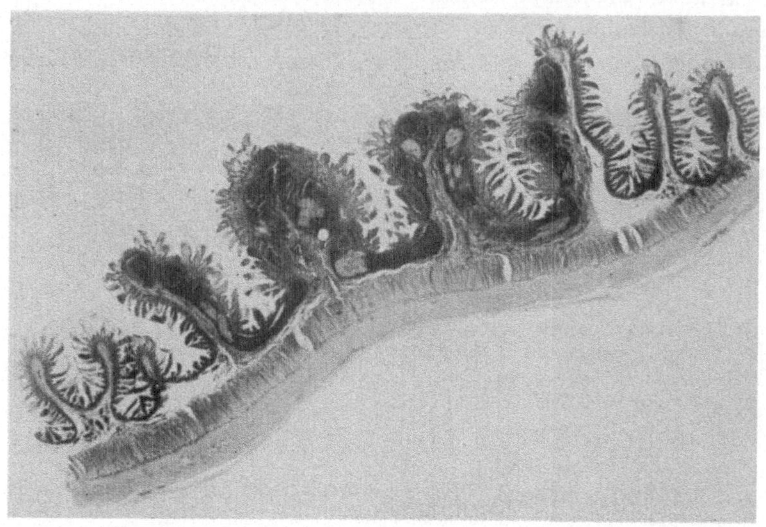

Abb. 25. Fall 4. Histologisches Präparat aus der Ultima (20×). Man sieht normale Zotten, Zotten mit Follikelhypertrophie nur auf einer und solche mit auf beiden Seiten. Die lichten, nekrotischen Partien der Follikel, die Tuberkel mit Riesenzellen und zentraler Nekrose enthalten, sind an zwei mittleren Zotten klar erkennbar. Kein Ödem der Muskularis und Subserosa.

des prävalvulären Ileumbildes das Symptomenbild als schwerer zu werten. In der Tat zeigte die allerdings erst nach zehn Monaten nach dieser Röntgenkontrolle vorgenommene anatomische Kontrolle Geschwüre des untersten Ileums und ein großes Ulkus im Caecum. Die histologische Kontrolle läßt annehmen, daß es sich um ältere Geschwüre handelt, die Ileumgeschwüre sind gereinigt und zeigen Bindegewebewucherung.

Das Auftreten nur einzelner Bilder des beschriebenen Komplexes oder ihre nur rudimentäre Ausbildung genügen nicht zur Annahme eines irritativen oder gar geschwürigen Darmprozesses, auch nicht unter Mitbewertung einer wabigen, unhomogenen Kontrastmittelstruktur. Daß die granulierte Schleimhautstruktur nicht als für Tuberkulose sprechend gewertet werden darf, darauf hat in letzter Zeit H e r t z b e r g hingewiesen. Meiner Erfahrung nach entspricht diesem Bild als anatomisches Substrat eine Hypertrophie des Follikelapparates im Darm, die ihrerseits wohl sehr oft bei beginnender Darmtuberkulose und bei der spezifischen

Peritonitis zu treffen, aber nicht an das Vorhandensein von Geschwüren gebunden ist.

Wir wollen hier nochmals, dieses Kapitel abschließend, zusammenfassend bemerken, daß als erste Initialsymptome der Darmtuberkulose Spasmen bzw. spasmusartige Zustände der Ileocaecalklappe beschrieben wurden. Ähnlicherweise weist W i c h t l in seiner diesbezüglichen Arbeit auf das Bestehen dieser Zustände außer bei andersartigen Prozessen besonders bei der Darmtuberkulose hin, wobei er vor der Überschätzung von Insuffizienzerscheinungen seitens der Valvula warnt. Allerdings sind seine beschriebenen Fälle dieser Krankheit nur fortgeschrittene Prozesse. Wir können auch seiner Feststellung beipflichten, daß die Spasmusbereitschaft an der Bauhinschen Klappe nicht mit Veränderungen der normalen Dünndarmpassage vergesellschaftet sein muß, möchten aber darauf hinweisen, daß zum Nachweis einer Spasmusbereitschaft

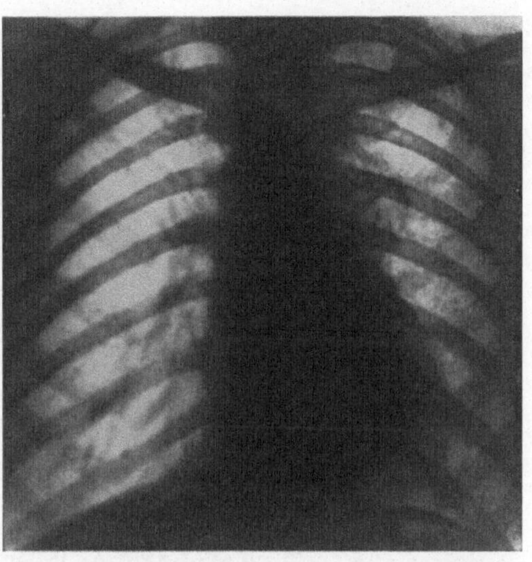

Abb. 26.   Fall 4.   Lungenbefund nach Beendigung der Behandlung, keine Kollapstherapie. Weitgehender Rückgang des Befundes, Kaverne auch mit Schichtverfahren nicht nachweisbar.

des Ileocaecums, auf dessen funktionelle Einheit mit terminaler Ileumschlinge und Caecumaszendens W i c h t l mehrmals hinweist, nicht unbedingt eine Stase des Bariums im terminalen Ileum über neun Stunden, das ist über die angenommene normale Verweilsdauer notwendig ist. Das erste Stadium der abnormen Erregbarkeit des Klappengebietes scheint eben die spastische Reaktion auf den ersten Berührungsreiz mit dem Darminhalt zu sein, der an und für sich zeitlich wohl flüchtig, aber im Moment seines Bestehens funktionell und bildmäßig sicher darstellbar ist. Auf die strichdünne Valvulastraße beim Bestehen von spasmusartigen Zuständen der Ileocaecalklappe hat zuerst wohl F o á (zit. nach T e n e f f) hingewiesen, der bei dosierter Kompression beim Vorliegen dieser Zustände den Kontrastbrei wie einen Faden durch die Klappe hindurchtreten sah, durch die starken Kontraktionen sieht die terminale Ileumpartie, zirka 5 cm vor der Valvula, oft wie ein Vogeschnabel aus. Unsere Bilder, besonders Abb. 1 und 2, zeigen dies sehr deutlich. Als besonders für unsere weiter folgenden pathogenetischen Ausführungen wichtig wollen wir noch die von T e n e f f zitierte Annahme von C a s a s s a und M u c c h i erwähnen, nach der spastische Zustände am Ileocaecum (Entleerungsverzögerungen und Ileostasis), häufiger als man gewöhnlich glaubt, von Läsionen des Mesenteriums verursacht werden.

B e c k e r und O p p e n h e i m e r bilden in ihrer schon zitierten Arbeit einen Zustand ab, dessen stationäre, momentane Bildsituation unseren als pathologisch bezeichneten Bildern ähnelt, von den Autoren aber als ein normaler Vorgang bezeichnet wird. Und dies für die dort vorliegende Situation mit Recht, von diesem einzelnen Bild her könnte aber auch kein Gegenbeweis zu unseren Interpretationen konstruiert werden: Ob eine gegebene röntgenologische Bildsituation im Darm als normal oder nicht mehr als solche erkannt wird, das hängt ceteris paribus von der Weiterentwicklung der momentanen Bildsituation ab, da gegebene „normale“ Ausgangs- bzw. Momentanzustände auch pathologische Weiterentwicklungen zeitigen können. Wenn die in der in der zitierten

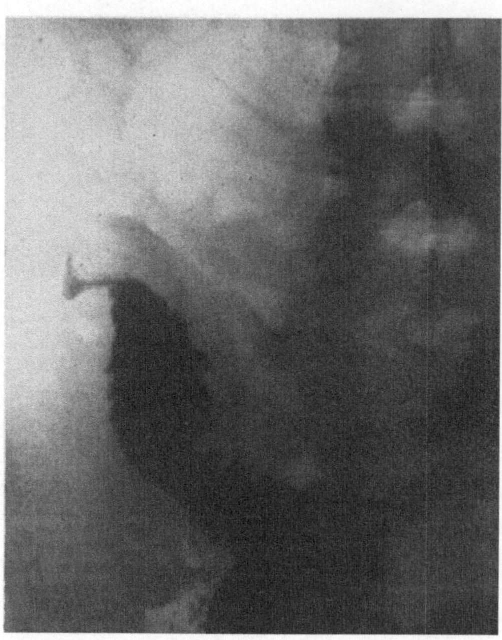

Abb. 27. Fall 5. Valvulastop für fast 6 Minuten, mit Übertritt einer geringen Portion Kontrastmittel. Stark unregelmäßige Ileumkonturen. Valvulastraße eher strichförmig.

Arbeit erschienenen Abbildung abgebildete Kontrastspindel fließend, das heißt unter Erweiterung der zur Valvula führenden Ileumpartien und der Valvula selbst in das Caecum übergeht, so herrschen normale Vorgänge vor. Wird aber die Kontrastmasse unter Beibehaltung der nur strichförmig sichtbaren Valvulastraße durch diese gleichsam hindurchgepreßt statt fließend hindurchzugleiten, das heißt, bleibt diese spastisch fast ganz geschlossen und läßt also die Kontraktionsspindel nur unter erheblicher peristaltischer Anstrengung mühsam durchpressen, so liegen abnorme Verhältnisse vor, ein Spasmus oder eine erhebliche Spasmusbereitschaft der Bauhinschen Klappe. Ich würde aber bei diesem besprochenen Fall der Autoren doch eine vorhandene Spasmusbereitschaft nicht ohne weiteres ausschließen und doch nicht ganz normale Verhältnisse vorwalten lassen. Den normalen Vorgang der Caecumauffüllung sehe ich doch auf Grund vieler, vom ersten Anfang an beobachteter Fälle folgendermaßen: Fast fließender, aber rhythmischer Übergang ins Caecum, die Kontraktionswellen beginnen ziemlich hoch im Ileum, sind meistens nicht abschnürender als das Drittel der Ileumweite und durchlaufen die restliche Ileumstrecke mit konstant bleibender Kontraktionszylinderweite (Abb. 36). Zumindest mit dieser Weite wird auch die Valvula passiert (der „breite" Schnabel nach F l e i s c h n e r), oft öffnet sich diese noch weiter und läßt größere Kontrastmengen auf einmal passieren. Oft scheint die Valvula ganz zu verstreichen und ein fließender Übergang, wenigstens was den momentanen Querschnitt anbelangt, zwischen Ileum und Caecum zu bestehen. Dies fehlt aber bei allen unseren hier besprochenen Fällen mit Befund. Ich glaube der Ansicht Ausdruck verleihen zu können, daß die beschriebene Art der Reaktion auf den Reiz des vordringenden Kontrastbreies bei unseren minimalen Darmbefunden nur eine Art des möglichen Reagierens sein wird, die von der Reizqualität, der Irritation und der Irritabilität des Gewebes abhängt, also weitgehend

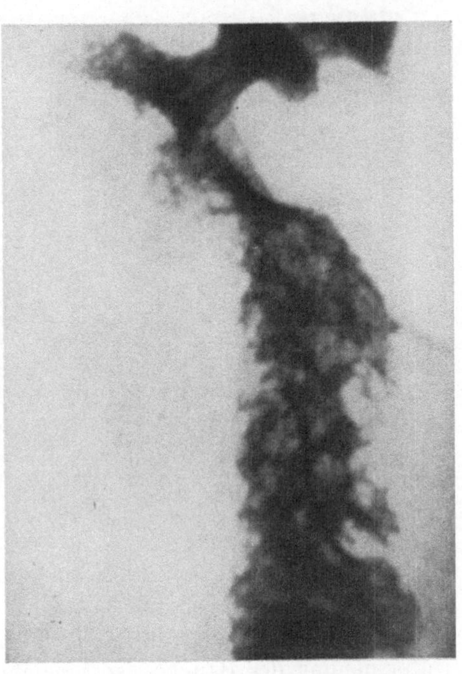

Abb. 28. Fall 5. Nach zirka 8 Minuten nach Zustand der Abb. 27 kontinuierlicher Breidurchtritt bei normaler Valvulabreite. Stark unregelmäßige Wandkonturen des Ileums, unregelmäßige, mit zahlreichen Aufhellungen unterbrochene Kontrastmittelverteilung.

individuell, quantitativ wie auch qualitativ, abgestuft sein kann; der gleiche anatomische Befund wird bei verschiedenen physiologischen Resonanzmöglichkeiten röntgensymptomlos oder auch mit anderen Symptomen reagieren können (siehe Kapitel I/3).

2. Zur Frage der klinischen und laboratoriumsmäßigen Frühdiagnose der Darmtuberkulose.

Es wirft sich die Frage auf, ob nicht außer der Röntgenuntersuchung noch auch andere Untersuchungsmethoden die beginnende Darmtuberkulose aufdecken können, und dann die Frage, bei welchen tuberkulös erkrankten Menschen auf das Vorliegen einer inzipienten oder schon fortgeschritteneren Darmtuberkulose gefahndet werden soll.

Wenn wir die durch die bisherige Forschungsarbeit zusammengetragenen Ergebnisse der nichtröntgenmäßigen Erfassung der Darmtuberkulose überhaupt kritisch sichten, so muß die relative Ertraglosigkeit der angewendeten Methoden zu einer deutlichen Ablehnung ihrer diesbezüg-

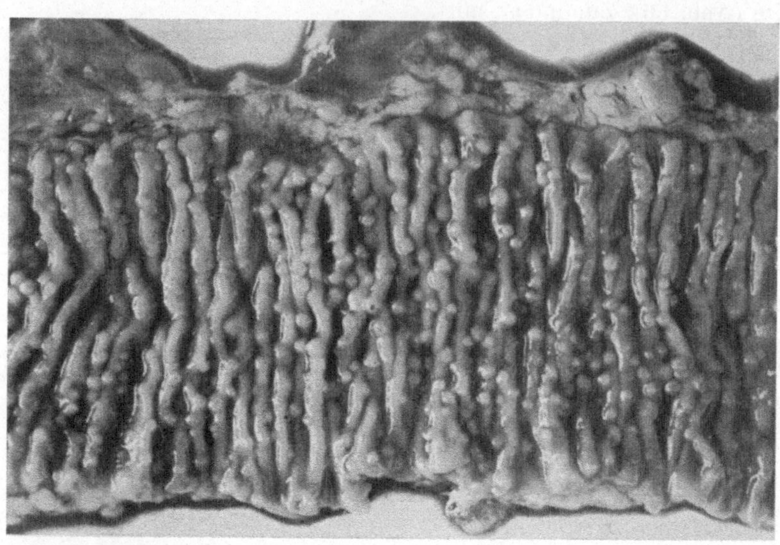

Abb. 29. Fall 5. Resektionsstück. Ileumfalten mit grießkorngroßen körnchenartigen Gebilden übersät.

lichen Anwendbarkeit führen. Dies gilt hinsichtlich der physikalischen Untersuchung des Bauches, so hinsichtlich der lokalisierten und diffusen Schmerzhaftigkeit als auch hinsichtlich der Bewertung von Schmerzensäußerungen seitens des Patienten. Die erhöhte Senkungsgeschwindigkeit der roten Blutkörperchen soll später besprochen werden, die konstante oder Zacken aufweisende Fieberkurve, die nicht vom aktuellen Lungenzustand ableitbar ist, deckt nur schon ausgedehnte Befunde auf. Ebenso führt die von G a u b a t z und D e k o b e n inaugurierte Methode der Beobachtung des Aussetzens von Durchfällen nach reichlicher Vitamin-A- und -D-Belastung mit oder ohne Anstieg der Retikulozyten im Blut nicht zum Ziel, was ja auch die Autoren selbst feststellen. Eine Untersättigung des Organismus an C-Vitamin, soweit dies mittels Titration des Harnes mit Dichlorindophenol festgestellt werden kann, wird erst bei fortgeschrittenen Darmtuberkulosen manifest, sie ist übrigens auch bei fortgeschrittenen Lungenphthisen ohne Darmbeteiligung nachweisbar, hat also auch keine Bedeutung für die Frühdiagnose. Die Beobachtung der Höhe der Tagesausscheidung des Indikans im Urin, die sich normalerweise bis maximal 100 mg (B ö h m) bewegt und beim Darmtuberkulösen Mengen von über 300 mg erreicht, läßt bei der Feststellung der beginnenden Darmtuberkulose auch im Stich. Manche Hoffnungen wurden an eine eingehende Stuhluntersuchung geknüpft, ausgehend von der Voraussetzung, daß der Stuhl als „Ausscheidungsprodukt" des Darmes bei einer geschwürigen Erkrankung wohl Merkmale aufweisen wird, die auf die Ausdehnung und Art des zugrunde liegenden Prozesses hinweisen werden. Wenn man auch zugeben kann, daß die fortgeschrittene Darmtuberkulose Veränderungen in der normalen Stuhlzusammensetzung und

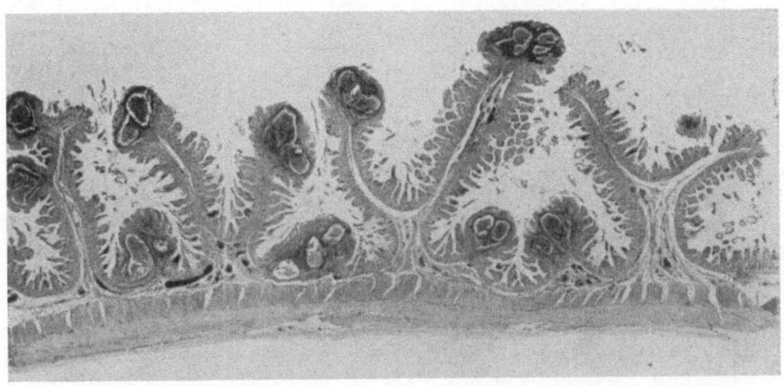

Abb. 30. Histologisches Präparat zu Abb. 29. Die vermehrten Follikeln sitzen vornehmlich auf den Höhen der stark kontrahierten Schleimhautfalten (20×).

das Auftreten pathologischer, sonst nicht vorhandener Produkte bedingt, so wird man unter der Betrachtung der Geringfügigkeit einzelner Geschwüre und ihres Größenverhältnisses zu der irgendwie zu beeinflussenden Stuhlmenge kaum etwas für die Feststellung der inzipienten Darmtuberkulose erwarten können. Und doch, in manchen Fällen kann man bei minimalsten Befunden einen deutlich pathologischen Stuhlbefund erheben, wie z. B. die einmal beträchtlich erhöhte Indikanurie und Katalase beim Fall 3. Aber dies sind, leider, Ausnahmefälle. In dieser Hinsicht wird, so paradox es zuerst klingen mag, eher eine globale Betrachtungsweise der Entleerungsmodalitäten des Stuhles weiterführen können, soweit diese nämlich vom innervatorischen Zustand des Darmes abhängen. Wir sahen ja, daß bei minimalsten Befunden innervatorische Veränderungen und Störungen auftreten, die einen Einfluß auf die Peristaltik und den Weitertransport des Darminhaltes haben können. Darum verdienen die manchmal ohne scheinbaren Grund geäußerten subjektiven Beschwerden von passagären, leichten, aber doch als unangenehm, wenn auch nicht als Krämpfe, aber doch als schmerzhaft empfundenen lokalen Darmsteifungen alle Beachtung. Sie sind ein frühes, wenn auch vages Zeichen und treten früher auf als das scheinbar unmotivierte Wechseln normaler, obstipierter und diarrhoischer Stühle, deren Wechseln eben in der gestörten Neuromotorik der Darmwand begründet ist. Die auffallend stinkenden Entleerungen, auf die als Frühsymptom von mancherlei Seiten hingewiesen wird, sind kein Frühsymptom, sie gehen als Zeichen der erhöhten Darmfäulnis mit der Indikanausscheidung parallel.

Wir haben schon vor längerer Zeit einer sehr minutiösen Stuhluntersuchung größte Aufmerksamkeit zugewendet in der Hoffnung, Handhaben, Hinweise besonders für das Vorliegen einer beginnenden Darmtuberkulose zu finden. Aber als Ergebnis habe ich mit Křivinka 1938

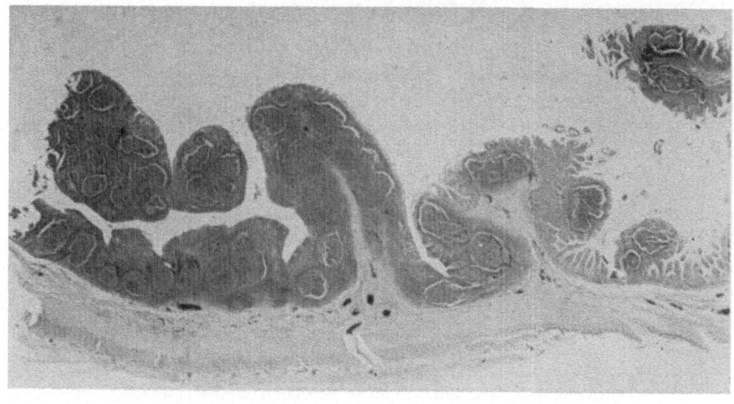

Abb. 31. Fall 5. Follikelhypertrophie in Form von Plaques (20×).

als Überblick und Wertung unserer damaligen Beobachtungen folgendes mitteilen können: „Wenn man von einem normalen koprologischen Befund den Nachweis einer normalen und womöglich totalen Verwertung der Nahrungsmittel ohne das Vorhandensein von pathologischen Produkten verlangt, so könnte auf Grund des pathologisch-anatomischen Befundes und der Lokalisation der Darmtuberkulose im unteren Ileum und im Caecum als Prädilaktionsart ein veränderter koprologischer Befund vorausgesetzt werden. Um diese Veränderungen nachzuweisen, haben wir ausgedehnte Untersuchungen vorgenommen. Wir untersuchten vorerst den Stuhl makroskopisch nach der Schmidt-Straßburgerschen Probediät, wobei namentlich auf das Vorhandensein von Schleim geachtet wurde. Dann wurde zur mikroskopischen Untersuchung des Stuhles geschritten, wobei dieser mit Sudan, Nilblau und Jod gefärbt wurde, um so die Verdauung der Fette und der Kohlehydrate feststellen zu können. Im jodgefärbten Präparat wurde die jodophile Flora gesucht. Um auch eventuelle chemische Zeichen zu erfassen, wurden die organischen Säuren des Stuhles titrimetrisch erfaßt und das Vorhandensein von Amylase geprüft. Die Erfahrung hat uns aber gezeigt, daß die diesbezügliche Analyse des Stuhles zu keinen eindeutigen Ergebnissen führt und daß außerdem die klinische Ausbeute sehr mager war. Wir erklären uns diesen Umstand mit der nicht gleichförmigen Reaktion des Organismus auf die Darmtuberkulose. Der Durchfall ist auch bei ausgedehnten Prozessen keine Regelmäßigkeit, die Veränderungen der Stuhlkonsistenz und Zusammensetzung, die durch die beschleunigte Passage hervor-

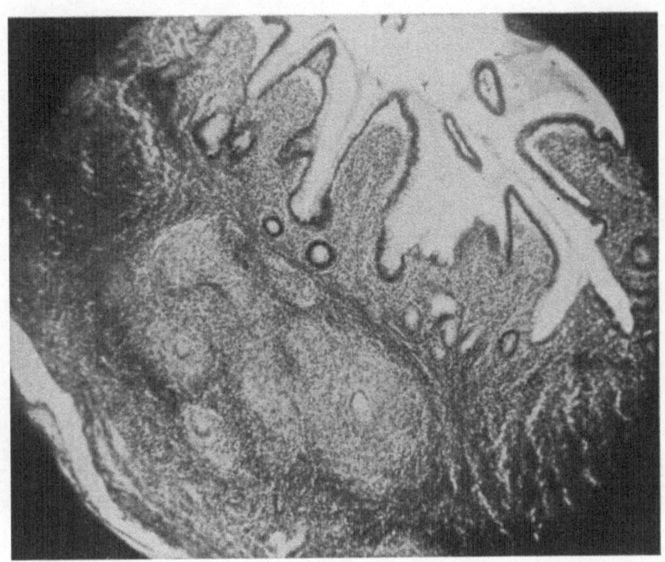

Abb. 32. Fall 5. Ein tuberkulös verändertes Follikel mit mehreren Riesenzellen, nahe der Abb. 31. Nur dieses eine spezifisch veränderte Follikel wurde aufgefunden.

gerufen wird, kann durch ein verlängertes Verweilen im normalen oder nur wenig veränderten Caecum und weiteren Dickdarm wieder ausgeglichen werden. In solchen Fällen finden sich gar keine abnormalen mikroskopischen Zeichen. Wenn allerdings der Ileuminhalt für den Dickdarm nicht genügend vorbereitet war, können dort sekundäre Veränderungen entstehen, die sich teils als abnorme Gärungs- oder Fäulniskatarrhe oder als Kombinationen beider manifestieren können. Kurz gesagt, die Gefahr, daß wir mit der unkritischen Verwendung des mikroskopischen Befundes zu weit gehen würden, indem wir einen die Tatsachen übertrumpfenden klinischen Zustand synthetisieren würden, besteht um so mehr, als diese Zeichen sich auch bei unspezifischen Vorgängen des Darmes auffinden lassen, deren anatomischer Charakter oft ganz unbekannt ist. Als wir also festgestellt hatten, daß die erwähnten Untersuchungsmethoden nur vieldeutige und im gegebenen Falle oft unverwertbare Ausschläge geben, verließen wir sie. Es schien uns interessanter und klinisch wichtiger, nach Zeichen zu suchen, die etwas über den anatomischen Charakter des vorliegenden Prozesses aussagen. Wir fahndeten nach pathologichen Produkten, die sich normalerweise im Stuhle nicht nachweisen lassen. Nach längeren Untersuchungen fanden wir, daß für unsere Zwecke folgende Feststellungen wichtig und genügend sind: der makroskopische Nachweis von Schleim im Stuhl, der

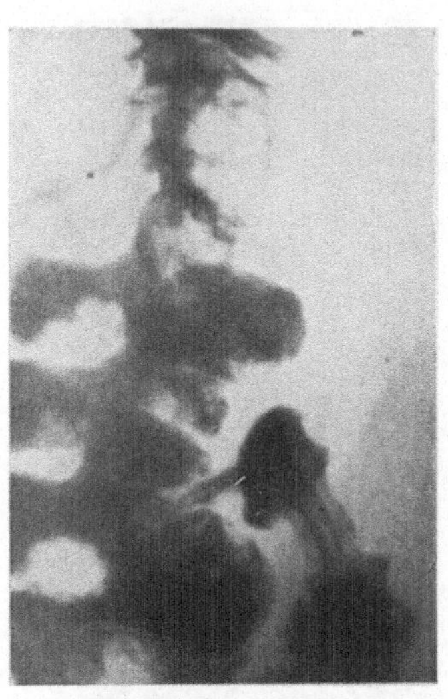

Abb. 33. Fall 6. Breite Valvulastraße, fließendes Herübergleiten des Bariumkonvolutes in das Caecum. Keine Verbreiterung der Ultima.

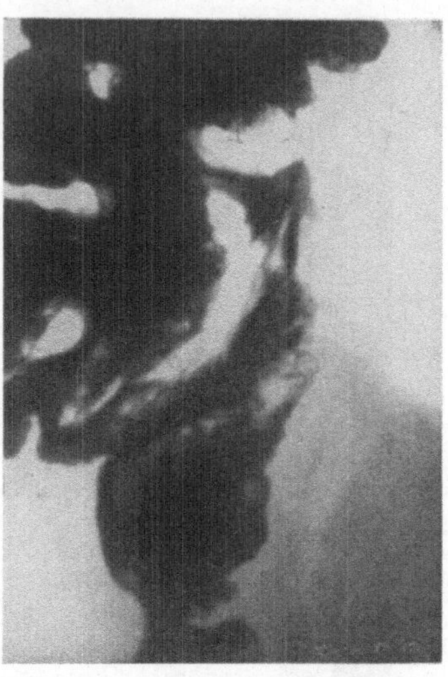

Abb. 34. Fall 7. Ähnliche Verhältnisse wie Abb. 33, aber unregelmäßige Konturen der Ultima. Anatomisch nur Follikelhypertrophie mäßigen Grades.

chemische Nachweis gelösten Schleimes mittels Essigsäurefällung, die Tribouletsche Reaktion auf gelöstes Eiweiß, der Nachweis abgebauten Eiweißes mittels Phosphorwolframsäure, der Nachweis von Katalase im Stuhl und von okkultem Blut nach Milchdiät. Aber auch hier können wir uns nicht in Einzelheiten verlieren. Auch bei der koprologischen Untersuchung des Stuhles bei der Darmtuberkulose dürfen wir nicht vergessen, daß diese augenscheinlich keine eigenen, charakteristischen Symptome hat, um so mehr, als der Nachweis von Tb. fast nie eine entscheidende Bedeutung hat, da wir diese bei jeder offenen Phthise aus dem Stuhle züchten können. Bedeutungsvoll ist, das kann auf Grund neuerer Beobachtungen festgestellt werden, der Nachweis von Tb. im Stuhl bei negativem Lungenbefund und der Nachweis großer Mengen von Tb. bei röntgenologisch bestehender, aber bakteriologisch geschlossener Lungentuberkulose. In Hinsicht auf die normale Physiologie des Darmes und der Pathologie der Darmtuberkulose finden wir immer nur indirekte Zeichen, und zwar als Zeichen einer Ulzeration Eiweiß, das Leukozytenprodukt Katalase und auch Blut. Da nun aber bei einer ausgebildeten Darmtuberkulose alle Übergänge von der Irritation über die Entzündung bis zur Ulzeration vorliegen, finden wir auch beim etablierten Prozeß alle diese Produkte, wobei der Anteil ihres Vorhandenseins vom anatomisch vorwiegenden Charakter des Prozesses bedingt ist. Wir weisen nochmals ausdrücklich darauf hin, daß unsere Untersuchungen Ergebnisse zeitigten, die bei jeder Kolitis vorhanden sind. Jeder und daher auch der positive Befund darf nur im klinischen Gesamtrahmen und da auch nur sehr kritisch gewertet werden." Nach einer jahrelangen weiteren Erfahrung müssen die obigen Feststellungen insofern noch eingeschränkt werden, daß sie nur für die schon einigermaßen entwickelte, obwohl noch lokalisierte Darmtuberkulose gelten. Die beginnende Darmtuberkulose kann laboratoriumsmäßig heute noch nicht diagnostiziert werden, für diese wichtige Feststellung ist nur das Röntgenverfahren, und zwar in Form der peroralen Kontrastmittelverabreichung zuständig. So große Dienste die Irrigoskopie bei der Abgrenzung und der Schleimhautanalyse der schon fortgeschritteneren Darmtuberkulose leistet und so unerläßlich sie bei der Feststellung derselben ist, so kommt sie bei der Feststellung der ersten, nur innervatorische Veränderungen verursachenden spezifischen ulzerösen und follikulären Veränderung nicht zur Geltung, der Nachweis dieser Vorgänge ist die Domäne der Passageuntersuchung. Hinsichtlich der koprologischen Untersuchung hat sich uns nach langer Erfahrung als zuverlässigste Methode der Nachweis der Katalase im Stuhl erwiesen. Auf die Brauchbarkeit derselben hat bei der Tuberkulose und auch bei den übrigen ulzerösen Darmerkrankungen besonders K e m p und A n d e r s o n hingewiesen, bei der Frühdiagnose der Darmtuberkulose berichtet in letzter Zeit über günstige Ergebnisse C a n o v a. Mit dieser Methode ist es möglich, vorausgesetzt, daß man laufend Katalasekontrollen ansetzt, schon bei geringfügigen, lokalisierten Befunden positive Resultate zu gewinnen. Ja, man kann, wie wir es versuchsweise taten, durch das Ansetzen der Katalaseprobe als Routineuntersuchung im Laboratorium, die in denselben Abständen ausgeführt wird wie die üblichen Kontrollen des Harn- bzw. Blutstatus, Darmtuberkulosen herausfinden, die dann im Röntgenverfahren bestätigt werden. Wenn man die Katalaseprobe in der vereinfachten Form, die von G o i f f o n angegeben wurde, ausführt, übertrifft sie bei weitem in ihrer Anwendbarkeit die Tribouletsche Reaktion, es entfällt die zeitraubende Filtration der Stuhlsuspension, die larvierten, nicht eindeutig positiven (also kein reichlicher Niederschlag mit absolut klarer und farbloser darüberstehender Flüssigkeit, sondern Niederschlag bei nicht klarer oder klarer, aber gefärbter Flüssigkeit) Reaktionen fallen hier aus. Die Reaktion wird in ihrer vereinfachten Form wie folgt angesetzt:

Zu 2 ccm Faecessuspension von 1 : 10 kommen 2 ccm einer durch Einstellen in heißes Wasser flüssig gemachten Lösung von 5% Sapo kalinus. Nachdem die Flüssigkeit vorsichtig, um jede Schaumbildung zu vermeiden, durchgemischt wurde, kommen noch 2 ccm einer 10%igen Wasserstoffsuperoxydlösung hinzu. Nach abermaligem, zur Verhütung der Schaumbildung vorsichtigem Durchmischen wird die Höhe des entstandenen Schaumes nach 10 Minuten abgelesen. Bei Verwendung der üblichen Reagensgläser vom Ausmaße 160 × 20 mm sind Schaumschichten von über 30 mm als pathologisch zu bemerken. Ein Einfluß der Kost kann bei üblicher Ernährungsweise nicht nachgewiesen werden.

Wie erwähnt, kann man mit dieser leicht anzusetzenden Reaktion verläßlichere Resultate erzielen wie mit allen übrigen Methoden des chemischen Nachweises pathologischer Stuhlprodukte, die Resultate werden verbessert, wenn man beim selben Patienten öfters untersucht, besonders wenn gewisse Hinweise vorhanden sind, daß spezifische Darmulzerationen im Spiel sind. Es sei darauf hingewiesen, daß beim Fall 3, bei dem nur das winzige Ulkus an der Valvulalippe vorlag, einmal ein eindeutig erhöhter Katalasewert von 80 mm in 10 Minuten vorlag, interessanterweise war zur selben Zeit auch die Tagesindikanausscheidung im Urin stark erhöht. Unsere Erfahrungen, die als gut zu bezeichnen sind, gehen aus der folgenden Tabelle 1 hervor:

Tabelle 1.

	Total	ständig positiv	zeitweilig positiv	ständig negativ
ausgedehnte Prozesse :	56	38	13	5
lokalisierte Prozesse :	39	5	22	12
beginnende Prozesse :	8	0	1	7

Die hier angeführten 103 Fälle wurden röntgenologisch festgestellt und anatomisch kontrolliert.

Wir versuchten die Anwendbarkeit der Tribouletschen Probe so zu verbessern, daß wir 15 ccm der unfiltrierten, möglichst homogenen 2%igen Stuhlsuspension mit 2 ccm des Reagens versetzten. Wir sahen in Fällen von ausgesprochenen positiven, „klassischen" Reaktionen, daß die dabei parallel in der eben angeführten Weise angesetzte Reaktion eine voluminöse Niederschlagsbildung mit vollständiger Aufklärung der darüberstehenden Flüssigkeit zeigte, und erklären den Vorgang damit, daß das gefällte vorhandene Eiweiß die in Suspension befindlichen Teilchen mit einem Niederschlag umhüllt und durch Retraktion des gefällten Eiweißes die Flüssigkeit klärt, wobei das ganze Konvolut zu

Boden sinkt. Uns erwies die Reaktion in dieser Ausführung bessere Dienste und ersparte das zeitraubende Filtrieren der Stuhlsuspension. Doch hatten wir trotzdem so viele Versager mit der Reaktion erlebt, daß sie später kaum mehr ausgedehnter in Anwendung kam, sie hielt den Vergleich mit der Katalasereaktion nicht aus.

Tabelle 2.

	Total	Katalase positiv	Triboulet	
			positiv	negativ
ausgedehnte Prozesse:	38	38	21	17
lokalisierte Prozesse:	28	28	9	19

Anderseits fanden wir bezüglich der Tribouletreaktion folgende Verhältnisse:

Tabelle 3.

	Total	Triboulet positiv	Katalase	
			positiv	negativ
ausgedehnte Prozesse:	31	31	28	3
lokalisierte Prozesse:	2	2	1	1

Es zeigt sich klar, daß die Katalasebestimmung das empfindlichere und häufiger positive Reagens ist, obwohl man theoretisch das bessere Abschneiden der Tribouletschen Reaktion erwarten würde.

Die guten Erfahrungen von Hertzberg, Berndt, Stein und Dierichs aus der letzten Zeit können wir nicht bestätigen. Wir schließen uns Tissels Schluß an, daß die Tribouletsche Reaktion bei der Diagnose der beginnenden Darmtuberkulose keine Bedeutung habe und daß man sogar bei ausgedehnteren Prozessen eine negative Reaktion finden kann. Zu ähnlichen Schlüssen kam auch Consi. Empfindlicher scheint mir die in der eben angegebenen Weise ausgeführte Reaktion auf weiter abgebautes Eiweiß im Stuhl mit Fällung dieser Spaltprodukte mittels Phosphorwolframsäure zu sein (siehe bei Goiffon). Die Methode scheint aber die Nachteile der Tribouletschen Reaktion mit gegenteiligen Vorzeichen zu haben, die positiven Ausschläge sind zu häufig bei Fällen, bei denen kein Korrelat zu ihnen aufzufinden ist. Es scheinen nicht vollständig resorbierte Spaltprodukte des Nahrungseiweißes oder mucinöse, normale Bestandteile des Stuhles mitzureagieren. Wir haben die Ausführung der Reaktion im Laufe der Zeit aufgegeben. Als einzige Laboratoriumsreaktion, die noch angewendet wurde, blieb die Feststellung der Katalase übrig, diese Reaktion informiert uns über das

Vorwiegen des geschwürigen Charakters des festgestellten pathologischen Prozesses. Der makroskopische Nachweis von Schleim, besonders in seiner kleinverteilten Form, würde bei Abwesenheit der Katalase bedeuten, daß der geschwürige Anteil des Prozesses keine besondere Akuität hat oder aber ganz in den Hintergrund tritt. Wir suchten also auch nach makroskopisch nachweisbarem Schleim im Stuhl. Trotzdem darf aber nicht vergessen werden, daß diese chemisch-morphologischen Untersuchungen nur informativen Charakter haben und nur beim positiven Ausfall Nutzen bringen, es muß kategorisch festgestellt werden: Die Diagnose der Darmtuberkulose in ihrer mäßig fortgeschrittenen und insbesondere in ihrer beginnenden Form ist vorderhand die alleinige Domäne einer minutiösen Röntgenuntersuchung.

3. Zur Theorie der Symptomatik der Darmtuberkulose.

Unsere hier mitgeteilten Befunde und Interpretationen können in Einklang gebracht werden mit der von Salkin entwickelten Theorie der Zusammenhänge zwischen anatomischem Substrat und klinischen Erscheinungen der Darmtuberkulose. Nach Salkin spielt der vom pathologischen Prozeß beeinflußte Tonus des autonomen neuromuskulären Systems im Darm und die zentral-vegetative Innervation der befallenen Darmpartie die Hauptrolle im Entstehen der verschiedensten subjektiven und objektiven Krankheitssymptome. Zu einer analogen Ansicht gelangte auch Tisell unter Berücksichtigung der Forsellschen Arbeiten über die Autoplastik der Darmschleimhaut.

Die Reizung des intramuralen Nervensystems im Darm verursacht die Veränderungen der Motilität: die Diarrhöe bzw. die Obstipation; die des vegetativ-zentralen Systems ist wegen seiner aferenten Beziehungen zum Zentralnervensystem verantwortlich für die subiektiven Erscheinungen, wie Krämpfe, Schmerzen und für die Irradiation der dem Darm via Parasympathicus mitgeteilten Impulse auf anatomisch intakte Darmsegmente. Die Schwere der Erscheinungen hängt also im gegebenen Einzelfalle von der Reizschwelle der aferenten Nervenendigungen, von der Reizbarkeit der lokalen neuromuskulären Struktur ab, von den Verbindungen der zwei den Darm innervierenden Systeme und endlich von der Intensität des Reizes. Das Ausmaß der symptomatischen, subjektiven und objektiven Beschwerden und Zeichen ist also eine Funktion der Gesamtsumme der Reflexerregung, die ihrerseits wieder von der Erregbarkeit des totalen Innervationssystems und dem Ausmaß der Quantität der Erregungsorte abhängt. Das letztere ist eine Funktion der Ausdehnung des anatomischen Prozesses, der wohl eine direkte Reizung auf die Darmnerven ausübt. Die verschiedentliche Vermengung der Reizstärke, der resultierenden Tonusänderung, die Anzahl und der Sitz der reizsetzenden Teilprozesse verursachen dann endlich diejenige Mannigfaltigkeit der Erscheinungen der Darmtuberkulose, die sich dem Beobachter immer wieder bietet und deren scheinbar paradoxe Extreme: der anatomisch große, aber subjektiv symptomlose Prozeß auf der einen und der geringfügige, starke Beschwerden bedingende Prozeß auf der anderen Seite auf Grund dieser Betrachtung ihre kausale Analyse und Erklärung finden.

Ceteris paribus hängen alle diese Erscheinungen vom Zustand der Muscularis mucosae ab. Solange diese unzerstört, funktionstüchtig ist, auf Reize noch anspricht, kann der Darm mit Hypermotilität auf ihn treffende Reize antworten. Damit hängen wohl auch die vorübergehenden krampfartigen Schmerzen ab, deren Verbundenheit mit spastischen Zuständen man oft direkt unter dem Röntgenschirm beobachten kann. Bei Prozessen, die die Muscularis mucosae zerstören, treten eher paralytische Zustände, schlaffe oder auch starre Erweiterungen, Hypomotilität bis passive Anpassung an den Kontrastbrei auf, die Schmerzen sind schon eher peritoneal bedingt.

Der Zustand, der Tonus der Muscularis mit ihrer Innervation ist also eigentlich die Ursache des eigenartigen Verhaltens, warum bei geringfügigen Befunden schwere Symptome auftreten können, und umgekehrt. wobei aber die Intensität, die erreichte Höhe des Tonus mit dem anatomischen Ausmaß des Prozesses in keinem geraden Verhältnis stehen muß; ein stärkerer Reiz bei begrenztem Prozeß verursacht schwerere klinische Bilder als ein schwächerer Reiz bei ausgedehnterem Befund. Dies gilt nicht nur für subjektive Erscheinungen, sondern auch für röntgenologische Zeichen. Deswegen ist die genaue Kenntnis normaler Darmbewegungsbilder bei der Auffindung minimaler Läsionen besonders wichtig, da von vornherein angenommen werden kann, daß kleine Läsionen vorerst nur geringe Reizgrößen setzen werden. Man kann also jedem gegebenen symptomatischen Bild einer Darmtuberkulose theoretisch immer zwei bedingende Ursachen, formende Reize zuordnen: den neuroirritativen Tonus der Muscularis und die anatomische Ausdehnung des Prozesses. Die aktuelle Beteiligung der zwei Faktoren am tatsächlich vorliegenden Bild wird für jeden Fall besonders festgestellt werden müssen. Diese Feststellung ist nicht nur von theoretischer, sondern auch von eminent praktischer Bedeutung, da sie unter anderem die richtige Einschätzung des Erscheinungsbildes und auch der anzuwendenden Therapie bedingt.

Das anatomische Substrat dieser so mannigfaltigen Vorgänge und Erscheinungen sind die nachweisbaren Veränderungen am intramuralen, autonomen Nervensystem des Darmes und an den Nervenfasern der Darmwand überhaupt. Ödem, Quellung und degenerative Erscheinungen an diesen können auch dann selbst in tieferen und entfernteren Wandschichten nachgewiesen werden, wenn diese selbst nicht direkter Sitz tuberkulöser Veränderungen sind, sondern nur durch perifokale Vorgänge im weitesten Sinne und oft nicht einmal von diesen affiziert sind. Mit den Vorgänen am intramuralen Nervensystem bei der Darmtuberkulose hat sich übrigens schon vor längerer Zeit L e u p o l d eingehend befaßt. Von hier aus ließen sich vielleicht Verbindungen zu K l i m e s c h finden, der im Zuge der Begründung seiner Vagusschutztheorie der Lungentuberkulose mitteilt, daß bei vorliegender Ileocaecaltuberkulose der rechte Vagus histologische Veränderungen aufweist. Dieser Vagusstamm sendet nämlich Äste in die betreffende Gegend aus. Die interessanten Anschauungen von K l i m e s c h, die die Rolle der Vagusläsionen besonders bei der Lungentuberkulose betonen, sollten schon wegen ihrer prinzipiellen Wichtigkeit baldigst kontrolliert werden. Die Resonanz mit den Ideen der R i c k e r schen Schule und zu S p e r a n s k y sind bemerkenswert.

Einer der wesentlichen Gründe der Tonusänderung, der nervösen Ansprechbarkeit der Darmmuskulatur ist der Empfindlichkeitszustand des Darmgewebes als Resultante des antigenen pathologischen Prozesses. Die vermehrte Antigenproduktion durch Keimvermehrung, Keimverbreitung, die Giftproduktion beim Zerfall der Keime oder ihre Stoffwechselprodukte führen als viele Reize zu Zuständen der Überempfindlichkeit, zu Eruptionen lokaler Überempfindlichkeitsschocks, zu Zuständen nachfolgender Desensibilisierung des vorher hypersensitiven Gewebes, die ihrerseits in einem ständig fließenden Ineinanderübergehen verbunden sind, die sich alternierend abwechseln. Wie innig hier spezifische, allergisierende, erworbene Zustände mit unspezifischen, einmal erworbenen, einmal wieder konstitutionell-erbmäßig fixierten Zuständen des hier besonders wichtigen vegetativen Nervensystems miteinander vermengt sind, darauf wiesen unter anderem Arbeiten der R i c k e rschen Schule und von B e l á k und Mitarbeitern hin, aus denen z. B. hervorgeht, daß der Tonus des vegetativen Nervensystems im Moment der Antigeneinwirkung für die Art, die Dauer und das Resultat dieser Einwirkung auch noch für eine Zeit verantwortlich und formend ist, in der der Antigenreiz nicht mehr wirksam und schon abgeklungen ist.

III. Probleme der Pathogenese der Darmtuberkulose.

1. Die Rolle des mesenterialen Lymphsystems bei der Entstehung der Darmtuberkulose.

Die besprochenen Fälle sind so beginnende Stadien der geschwürigen Darmtuberkulose, daß es angezeigt erscheint, unter Berücksichtigung der Gesamtheit ihrer klinischen Gegebenheiten ihre Pathogenese: enteral, hämatogen oder lymphogen zu diskutieren. Vielleicht kann so ein Licht auf die in ihren Einzelheiten eigentlich noch nicht endgültig geklärte Frage der Entstehung der ulzerösen Darmtuberkulose geworfen werden. Die schematisierende Schulmeinung deutet die geschwürige, die Lungenphthise begleitende Darmtuberkulose als sputogen, das ist enterogen, die sogenannte tumoröse Caecumtuberkulose als hämatogen entstanden. Es existieren aber mancherlei Beobachtungen, die die typische ulzeröse Darmtuberkulose oft auch hämatogen entstanden wissen wollen. So nimmt Fleischner einen Fall einer das ganze Darmrohr erfassenden Tuberkulose mit runden, nicht sehr alten Geschwüren als hämatogen entstanden an, ebenfalls einen Fall einer ulzerösen Darmtuberkulose mit Verdickung der Caecumwand bei bestehendem Lupus pernio. Tisell diskutiert die Ansichten der einzelnen Autoren, nimmt aber bezüglich der Pathogenese keine Stellung zu seinen eigenen Fällen. Im allgemeinen können nach verschiedenen Autoren ulzeröse Prozesse im Verlauf einer „geschlossenen" Miliartuberkulose hämatogen entstanden sein. Gerade bei der Miliartuberkulose werden lokale Überempfindlichkeitserscheinungen auch dann zu Ulzerationen führen, wenn, wie dies Gardner für die hämatogene ulzeröse Darmtuberkulose haben will, nur wenige Bazillen mit der Darmwand in Kontakt kommen. In diesem Falle wären die Veränderungen lokalisiert. Demgegenüber meint Paterson, daß gerade das gleichmäßige Befallensein des ganzen Darmrohres ein Zeichen der hämatogenen Entstehung sei. Fleckseder meint, daß das Überwiegen bindegewebiger Wucherungen ein Zeichen hämatogener Entstehung sei. Pagel hat in zwei sich ergänzenden Fällen zu dieser Frage Stellung genommen und ist der Ansicht, daß die hämatogene geschwürige Darmtuberkulose in der Mukosa, die enterogene in der Submukosa beginnen müßte. Die erstere entsteht durch hämatogen erfolgende Pfropfbildung von Bazillenembolien mit konsekutiver Nekrose im terminalen Versorgungsgebiet der blockierten Kapillaren: in der Schleimhaut. Hier müssen auf Grund von Gefäßreaktionen Blutungen entstehen. Bei der enteralen Entstehung aber dringt der Erreger durch die Mukosa, ohne hier vorderhand Veränderungen zu setzen, und verursacht diese erst in der Submukosa. Die Schleimhaut erkrankt dann erst sekundär. Ich hatte Gelegenheit, einige Fälle von allerdings schon fortgeschritteneren typischen ulzerösen Darmtuberkulosen bei drei Miliartuberkulosen ohne besondere, auf keinen Fall aber kavernöse, offene Lungenveränderungen zu untersuchen, dann je einen Fall mit stationärer spezifischer Spondylitis und terminaler Meningitis und einen Fall mit einseitiger Nierentuberkulose. Bei den letzten Fällen waren die Lungen überhaupt intakt, was beim ersten Fall autoptisch, beim zweiten röntgenologisch festgestellt werden konnte. Diese beiden Fälle kamen wegen ihres Darmbefundes zur Resektion, der erste starb an seiner Meningitis, der zweite erfreut sich trotz einer zeitweiligen Bazillurie vorläufig der besten Gesundheit. In keinem der untersuchten Fälle konnten histologische Merkmale festgestellt werden, die eine Unterscheidung des hämatogenen oder enteralen Entstehungsmodus der Geschwüre zugelassen hätte. In allen Fällen, deren hämatogene Entstehung wenigstens klinisch außer Zweifel sein sollte, stand die submuköse Lokalisation der frühen Veränderungen des progredierenden Prozesses im Vordergrund. Auch die von P a g e l beobachteten und postulierten Blutungen können nicht zur Entscheidung der Frage der Genese herangezogen werden. Wohl kann man flächenhafte Blutungen in der Mukosa besonders bei beginnenden Prozessen beobachten, diese sind aber gleich häufig auch in der Submukosa feststellbar, ich führe sie auf allergische Vorgänge, als Merkmale des Vorliegens einer Überempfindlichkeit des Darmgewebes, zurück. Man kann allerdings zwei Einwände machen: Einmal, daß die Exulzerierung des primären, nicht aufgefundenen bzw. in den weiteren Veränderungen untergegangenen Mukosageschwüres eine Verschleppung der Keime auf der Darmoberfläche ermöglicht und so nun das Entstehen neuer, histologisch sich als enterogen kennzeichnender und zuerst submuköse Veränderungen setzender Prozesse bedingt. In der Tat konnten in den Geschwüren der oben erwähnten Fälle Bazillen nachgewiesen werden. Zum anderen Male kann aber die Tatsache der transhepatalen Ausscheidung von Bazillen in den Darm hinein als Folge einer passagären Bazillämie in das Treffen geführt werden. Es ist bekannt, daß es bei der Phthisikerleiche nach steriler Entnahme von Galle aus der Gallenblase in einem hohen Prozentsatz gelingt, aus der Galle Bazillen zu züchten, auch bei makroskopisch keine tuberkulösen Veränderungen aufweisender Leber (K o i z u m i). Mikroskopische Veränderungen wird man allerdings beim Übergang von Keimen durch die Leberkapillaren annehmen müssen, teilweise konnten solche auch nachgewiesen werden, obwohl einige Autoren, insbesondere C a l m e t t e eine Transmigrierung ohne Setzung von nachweisbaren Schädigungen zulassen bzw. sogar behaupten. Dieser Nachweis von Tuberkeln in der Gallenblase der Phthisikerleiche gilt als Zeichen einer terminalen Bazillämie. Er gelingt aber nicht nur in der Leichengalle. In Anlehnung an Beobachtungen von M e n z e l und S c h r a m e k kultivierten wir die A-, B- und C-Galle nach Duodenalsondierung (in der Art des Nachweises eines vorliegenden Melzer-Lionschen Reflexes im Zug der Gallenblasenfunktionsprüfung) bei 54 Trägern von geringen Lungenveränderungen, die im Sputum, im Rachenabstrich und Magensaft häufig und über längere Zeit kontrolliert auch kulturell laufend negativ waren, daneben auch bei Kranken mit extrapulmonalen Tuberkulosen ohne Lungenabsiedlung. In sieben Fällen konnten Bazillen aus der B- und C-Galle kultiviert werden, und dies bei Patienten, deren geringfügigen Lungenbefund man auf Grund des Röntgenbildes als hämatogen entstanden betrachten konnte oder die Träger hämatogener Organtuberkulosen ohne Lungenerscheinungen waren: zwei Pleuritis exsudativa ohne Parenchymveränderungen im Röntgenbilde, zwei symmetrische kleinherdige Spitzenaussaaten, eine Spondylitis, eine Coxitis und endlich eine Mediastinaldrüsentuberkulose mit Lupus faciei. Ähnliche Befunde erhoben C a r n o t und L i b e r t, F r e e d, B l a c k und V e r d i n a. L i b e r t nimmt an, daß es sich um passagäre Ausscheidung geringer Bazillenmengen handelt, dieser Auffassung können wir uns auf Grund unserer Beobachtungen anschließen, das Schicksal der Aussaaten hängt aber vom Zustand der allgemeinen und lokalen spezifischen Gewebsempfindlichkeit ab. Es ist nun möglich, daß diese durch die Galle in den Darm gelangenden Bazillen ähnlich in das Darmgewebe gelangen, wie dies z. B. P a g e l für die Entstehung der enterogenen Darmtuberkulose verlangt: Durchwanderung der Schleimhaut, Fußfassung und erste Veränderungen in der Submukosa. So würde sich die durch eine eigentlich hämatogene Keimanbietung entstandene Darmtuberkulose histologisch als enterogen entstanden manifestieren. Es ist aber, wie schon erwähnt wurde, technisch kaum möglich, die von P a g e l postulierten ersten, hämatogen entstandenen Schleimhautveränderungen, außer in Glücksfällen, aufzufinden. Von besonderer klinischer Wichtigkeit ist ja auch diese Unterscheidung kaum: Die weitere Entwicklung der so oder so entstandenen ulzerösen Darmtuberkulose ist unabhängig von der Absiedlungsweise und in ihrem weiteren Verlauf sind die zwei auf verschiedenem Weg entstandenen Prozesse augenscheinlich gleichartig. Wichtig ist tatsächlich kaum der Angriffsweg oder die Einfallspforte, von prinzipieller Bedeutung ist die Antwort des befallenen Darmgewebes und diese ist wiederum in erster und hauptsächlicher Linie bedingt vom Zustand der Gewebsempfindlichkeit, die ihrerseits als Über- oder Unterempfindlichkeit der Höhe des Reaktionstiters des Gesamtorganismus entsprechen bzw. parallel sein kann oder aber sich topisch verschieden verhält. Davon hängt es ab, nämlich ob eine Über- oder eine relative Unempfindlichkeit vorherrscht, ob sich auf Grund des Antigenangebotes im weitesten Sinne des Wortes eine ulzeröse oder eine tumorig-bindegewebige Form der Darmtuberkulose entwickelt, von diesen Empfindlichkeitszuständen sind die Abarten der genannten Hauptformen der Darmtuberkulose bedingt, das Überwiegen von Verkäsung, von fibröser Reaktion, von glatten Geschwürbildungen usw., also die Gestaltung der häufigeren Mischformen. In einer anderen Weise kann man meiner Meinung nach die Entstehung von Mischformen, besonders bei hämatogenen Organtuberkulosen mit Darmabsiedlung, gar nicht erklären (z. B. G l a t z). Auf die Bedeutung dieser Verhältnisse habe ich auf Grund der prinzipiell so wichtigen Arbeiten von B i e l i n g und S c h w a r t z in Untersuchungen bezüglich Lunge und Darm nachdrücklichst hingewiesen.

Die kritische Sichtung der Entstehungsmöglichkeit der von uns oben besprochenen Fälle der beginnenden Darmtuberkulose läßt an die dritte mögliche Art der Genese denken, an die lymphogene Entstehung. Allerdings setzt diese Entstehungsmöglichkeit entweder den Durchbruch verkäster Drüsen in das Darmlumen oder aber den retrograden Transport von Bakterien zum regionären Darmstück voraus. Die erste Möglichkeit wird kaum häufiger vorkommen. Obwohl ich Gelegenheit hatte, bei einer Resektion wegen ulzeröser Darmtuberkulose (Fall 8) ein käsig verändertes Drüsenpaket im Ileocaecalwinkel bei ausgedehnten Lymphknotenveränderungen so mit der Darmwand verbacken zu sehen, daß eine bei der Präparation festgestellte Kommunikation als solch ein Durchbruch bezeichnet werden kann. Der Darmbefund erstreckte sich in Form von typischen Geschwüren auf 25 cm Ileum und 15 cm Aszendens

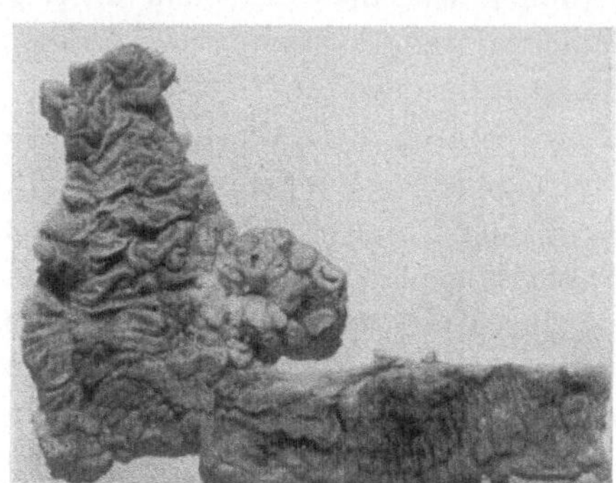

Abb. 35. Fall 8. Resektionspräparat. Geschwürige Tuberkulose des unteren Ileums und des Aszendens. Im Ilealwinkel großer, verkäster, zum Teil eingeschmolzener Lymphknoten. Fistulöse Verbindung zum Darmlumen.

(Abb. 35). Die retrograde Ausbreitung auf Lymphwegen vom Lymphknoten zum Darm sah E d e n s (zit. nach K a u f f m a n n). Auch K l e r c k e r nimmt an, daß bei Zerschmelzen käsiger Drüsen Tuberkeln sogar massenhaft in den Lymphstrom hineingelangen und auch in den Blutstrom gelangen würden, wenn nicht durch die Einbeziehung des Mesenteriums in die adhäsiv-peritonitischen Prozesse der Lymphabstrom blockiert oder wenigstens erschwert wäre, so daß ein retrograder Transport wegen der bestehenden Stauung als möglich erscheint. Auch durch experimentelle Arbeiten kann diese Art der Entstehung der Darmtuberkulose wahrscheinlich gemacht werden. B e e r e n s fand, daß die Verimpfung von Tb. in die Lymphknoten der Ileocaecalgegend knötchenförmige und geschwürige Veränderungen der den Drüsen als Quellgebiet entsprechenden Darmteile verursacht. Ebenso gelang es B a k á c s durch Einspritzung von virulenten Bovinuskeimen in Lymphknoten der Mesenterialwurzel bei Kaninchen ulzeröse Darmtuberkulose zu erzielen. Auch nach diesem Autor spielt die Rückstauung der keimhaltigen Lymphe bei behindertem Abfluß eine ausschlaggebende Rolle, um so mehr, als es in den durch die Stauung dilatierten Lymphgefäßen zu einer relativen Insuffizienz der Gefäßklappen kommt, wodurch der retrograde Transport erst ermöglicht wird. Es soll weiter noch bemerkt werden, daß es L o e p e r und E s m o n t gelang, durch Injektion von

Bazillen in die Mesenteriallymphknoten des Hundes typische tuberkulöse Veränderungen im Darm zu erzeugen. Oft sieht man ähnliche Veränderungen bei intravenöser oder gar subkutaner Infektion von Meerschweinchen, auf was besonders C a l m e t t e hingewiesen hat, der die Veränderungen im untersten Ileum am häufigsten sah, und für deren Zustandekommen er die besonders reiche Versorgung dieser Partien mit Blut- und Lymphgefäßen als Ursache ansieht. Wenn wir unsere beschriebenen Fälle klinisch analysieren, so fällt bei den ersten drei Fällen, die pulmonal keine Kavernenträger waren, in der Anamnese die spezifische, exsudative Peritonitis auf, die bei ihnen anläßlich der Laparotomie auch bestätigt werden konnte. Der Fall 4, der einzige Kavernenträger übrigens, gibt anamnestisch keine Peritonitis an, die Laparotomie zeigt aber Peritonealveränderungen, die als Residuen einer abgelaufenen, nicht allzu lange Zeit vor der Operation bestandenen spezifisch-exsudativen Bauchfellentzündung betrachtet werden müssen. Alle vier Fälle zeigten krankhaft veränderte Lymphknoten, von einer markigen Schwellung bis zur Verkäsung mit drohender Einschmelzung. Bezeichnend für alle diese Beobachtungen war, daß das Areal der Drüsenveränderungen in keinem Ver-

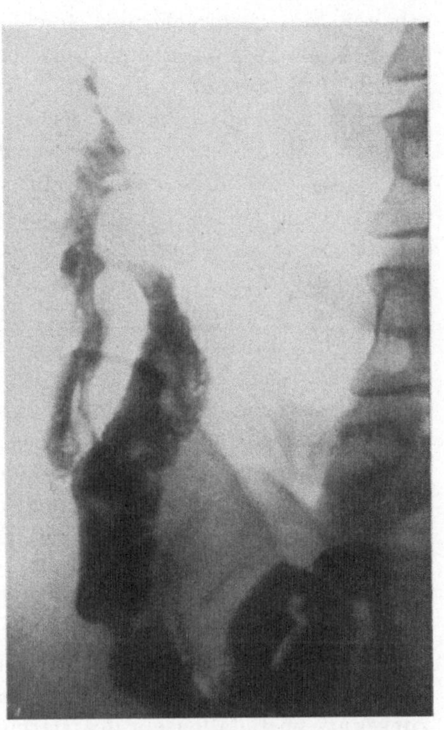

Abb. 36. Normale Valvulapassage: Kontraktionsspindel eher tief in der Flex. ultima ilei. Weiche Konturen, auch bei Valvulaschluß keine Dilatation noch „Ultimakopf", sondern Verebben der Spindel in das Valvulagebiet.

hältnis zum Areal der tatsächlichen geschwürigen Darmveränderungen stand, sondern dieses immer beträchtlich überschritt. Am stärksten war das Mißverhältnis, daß nämlich die parakolischen und mesenterialen Lymphknoten eines viel größeren Gebietes spezifisch verändert waren, als es dem Darmprozeß entsprach, im Fall 1. Hier resezierte der Operateur, entsprechend der Annahme, daß den käsig veränderten Lymphknoten im Darmlumen Geschwüre entsprechen, 110 cm Ileum und 37 cm Colon. Im ganzen Resektionspräparat, das fast serienweise untersucht wurde, fand sich das beschriebene kleine Caecumgeschwür am Appendixabgang und eine fibrös abgeheilte spezifische Narbe, sonst keine

Veränderungen. Ich will hier nachtragend bemerken, daß der kleine anatomische Befund tatsächlich die große Resektion nachträglich nicht legitimierte, es war fehl am Platze, sich bei der Resektion von den käsig veränderten Knoten bezüglich des Ausmaßes des zu entfernenden Darmstückes leiten zu lassen. Diese Beobachtung wird bei entsprechenden Befunden besonders berücksichtigt werden müssen. Es sei aber abschließend noch bemerkt, daß der Patient nun beschwerdefrei ist, arbeitet, sein entsprechendes Gewicht zurückerlangt hat, die Stuhlkonsistenz, seine Zusammensetzung ist bei freier Diät normal, die Zahl von täglich zwei Stühlen auch.

Wir haben außer den besprochenen Fällen auch bei anderen Laparotomien und Resektionen wegen Darmtuberkulose die Beobachtung machen können, daß um so mehr peritonitische Zeichen vorlagen und daß diese um so frischer waren, je begrenzter und je jüngeren Datums der ulzeröse Darmprozeß war. Wir haben Fälle beobachtet, bei denen auf Grund einer einwandfreien, einen lokalisierten Darmprozeß aufdeckenden Röntgendiagnose die Laparotomie ausgeführt wurde und frische, oft ausgedehnte, aber klinisch stumme peritonitische Schübe bzw. Prozesse gefunden wurden. Da in einigen Fällen der Operateur die Resektion wegen der wie mit miliaren Knötchen übersäten Darmserosa nicht riskieren wollte, wurde diese nicht ausgeführt. Nach einer später vorgenommenen zweiten Laparotomie, vor der die Kontrollröntgenuntersuchung das Fortbestehen, ja auch das Weitergehen des Prozesses aufdeckte, waren die peritonitischen Erscheinungen fast gänzlich zurückgegangen, die nunmehr ausgeführte Resektion zeigte bekannte geschwürige Tuberkulosen mit oder auch ohne Regressionstendenzen. Ich erkläre diese Erscheinung mit einer ursprünglich den Darmerscheinungen zeitlich vorangehenden Peritonitis mit Lymphknotenveränderungen im Rahmen eines hämatogenen Schubes in die Mesenterialgefäße, mit dem konsekutiven Befallensein des Darmes, mit dem Abheilen der an und für sich sehr regressionsfähigen Peritonealerscheinungen und mit dem nun selbständigen Weiterbestehen des gesetzten Darmprozesses und seinem Weiterwachsen. Gegen die Annahme einer gleichzeitigen hämatogenen Aussaat in das Peritoneum und den Darm könnte der Umstand sprechen, daß bei den frischen Darmgeschwüren unserer Fälle 1 bis 4 die Peritonitis selbst schon fast abgeheilt war. Die Infektion des Darmes könnte dann nur aus den mit der Peritonitis gleichzeitig erkrankten Lymphknoten erfolgt sein, die auch nach dem Abheilen der Peritonitis weiter erkrankt blieben und damit auch noch infektionsfähig waren.

Zurückgreifend auf den Fall 1 mit der im Ileum aufgefundenen Narbe und singulärem Ulkus könnte aber auch die Annahme gemacht werden, daß ursprünglich tatsächlich eine gleichzeitige Infektion des Darmes, der Lymphknoten und des Peritoneums erfolgte, diese Infektion heilte aber klinisch aus. Aus irgendwelchen Gründen kam es aber zur Reaktivierung noch lebende Bazillen enthaltender Darmnarben, die, wie aus den Abb. 13 und 14 hervorgeht, im spezifischen Gewebe, das in der Narbe überdauert, noch vorhanden sein können. Für die hier diskutierte Art der Pathogenese bedeutsam erscheint uns der Umstand, daß die Abb. 14 Tuberkeln sowohl subserös als auch submukös in der Narbe zeigt. Es ist nun bemerkenswert und bei der Gründlichkeit des Autors muß darauf hingewiesen werden, daß T i s e l l bei seinen beginnenden, sehr lokalisierten, oben auch schon erwähnten Fällen weder exsudative noch adhäsive Peritonitiden, noch Lymphknotenveränderungen sieht. Diese Begleiterscheinungen bzw. Komplikationen sind bei ihm Attribute fortgeschrittenerer Prozesse. Man kann sich diesen Umstand vielleicht damit erklären, daß T i s e l l s leichte, unbedeutende Veränderungen aufweisende Fälle fortgeschrittene, kavernöse Lungenphthisen hatten, die auch die eigentlichen Todesursachen waren. Bei diesen entstand die Darmtuberkulose auch tatsächlich enterogen, durch Infektion mit verschlucktem Sputum. Der Prozeß begann also vom Darmlumen her und war bei der Sektion noch so wenig fortgeschritten, daß es noch nicht zur Infektion der regionären Lymphknoten, jetzt aber vom Darm aus, gekommen ist. Seine Darmtuberkulosen mit Peritonitiden und Lymphknotenveränderungen waren aber anderseits so fortgeschrittene Darmprozesse, daß hier die Infektion dieser peripher vom Grundprozeß gelegenen Organe durch die die Keime normalerweise in üblicher Richtung Darm ⟶ Lymphknoten abtransportierende Lymphe erfolgte, die durch keine zeitlich früheren Veränderungen rückgestaut wurde. Auf jeden Fall sind T i s e l l s Beobachtungen nicht als Argument gegen unsere Interpretation der lymphogenen Genese unserer Darmtuberkulosen zu verwerten. Es ist von Interesse, zu bemerken, daß T i s e l l über zwei Beobachtungen verfügt, bei denen eine spezifische Peritonitis dem Auftreten der Lungen- und Darmphthise zeitlich vorangegangen ist. Ob diese Peritonitis nun ein Begleitsymptom einer Primärinfektion des Darmes ist, sei dahingestellt, das Alter der Patienten spräche unter Berücksichtigung der speziellen skandinavischen Verhältnisse dafür, dieser Umstand ist aber für unsere Überlegungen nicht wichtig. Die Laparotomie seines Falles 27 zeigt neben Zeichen einer manifesten spezifischen Peritonitis typische Ulzerationen der Appendix. Die progrediente, zum Tode führende Lungenphthise tritt erst nach drei Jahren auf, das Sektionsbild zeigt eine banal anmutende Lungen- und Darmphthise. Beim Fall 75 trat die Peritonitis rund ein Jahr vor den Lungenerscheinungen auf, die wegen Offenseins mit einseitigem Pneu behandelt wurden. Das Darmröntgenbild deckt eindeutige, fortgeschrittene Veränderungen der Ileocaecalregion auf. Wegen des Vorhandenseins von offenen, schweren Lungenprozessen können diese Fälle nicht zur genügenden Stütze der

Annahme einer lymphogenen Entstehung der Darmtuberkulose herangezogen werden, mit den von mir hier besprochenen Fällen zusammen erhalten sie aber eventuell ein Gewicht, das zugunsten unserer Interpretationen spricht, besonders der erste Fall T i s e l l s, bei dem ausgedehnte Darmveränderungen zu einer Zeit vorlagen, in der seitens der Lunge noch normale Verhältnisse vorherrschten. Hier wird auch bei der Annahme einer primären Darminfektion (die aber nicht zwingend ist, da die peritoneale Infektion auch durch einen Drüsenprozeß des Respirationstraktes hämatogen bedingt sein könnte) die Ausdehnung des Darmprozesses wohl erst durch die Blockierung der abführenden Lymphstraßen und der dadurch bedingten Stauung und Rückfluß der Erreger verständlich. Ich betrachte auch Fall 5 als für die lymphogene Entstehung der Darmtuberkulose der besprochenen Fälle und als für diese Möglichkeit der Entstehung der Darmtuberkulose überhaupt sprechend, dieser Fall stellt meiner Ansicht nach den Zustand dar vor dem Manifestwerden, vor der Etablierung der eigentlichen Darmtuberkulose unter den geschilderten Verhältnissen. (Ich sage mit Bedacht: vor der Etablierung der eigentlichen Darmtuberkulose, denn man wird sich wohl mit Recht sträuben können, den festgestellten exzessiven hypertrophischen Prozeß nur auf Grund des Nachweises eines einzigen Tuberkels schon als „Darmtuberkulose", wenigstens im klinischen Sinne, zu bezeichnen.) Auf Grund der Antigen- (Keim- oder Gift-) Resorption, die vom spezifischen Peritoneal- bzw. Lymphknotenprozeß bedingt wird, kommt es bei Behinderung des normalen Lymphabflusses zur retrograden Affizierung des Darmes mit allen möglichen und üblichen Reaktionen des lymphatischen Abwehrapparates: Aufschießen von Keimzentren bzw. Sekundärknötchen, zu Blutungen in diese, zu unspezifischen Nekrosen- kurz wieder zu allen Reizantworten, die H e l l m a n als charakteristische Reaktionen des lymphatischen Gewebes auf Giftresorption beschrieben hat. Wenn die Aufnahme der Bazillen in unserem Falle längere Zeit weiter gedauert hätte, wäre es auch zur Ausbildung von weiteren spezifisch tuberkulösen Veränderungen in den reaktionsbereiten Follikeln gekommen und wahrscheinlich zur Ausbildung einer Darmtuberkulose; wäre die Resorption versiegt, weil die Peritonitis spontan oder nach einer Behandlung ausgeheilt wäre, hätten sich die Follikelreaktionen wieder zurückgebildet. Allerdings gilt für diese Überlegung, die schematisiert zu verstehen ist: ceteris paribus. Auch S i e g m u n d nimmt einen analogen Standpunkt zu diesen Vorgänen ein. Ähnlich wie bei der markigen Schwellung der Lymphknötchen beim Abdominaltyphus die resorbierten Giftstoffe zu einer lebhaften Wucherung retikulärer Elemente führt, die das lymphatische Gewebe des Follikels zuerst verdrängen und dann gänzlich ersetzen können, kommt es bei der Tuberkulose zu denselben Erscheinungen. Hier wie dort fällt dann auch dieses Gewebe der giftbedingten Nekrose anheim (vorderhand gleichgültig, ob durch Veränderungen der Strombahn im Sinne R i c k e r s oder durch direkten Angriff auf die Gewebezelle), wobei dann bei der Tuberkulose die für diesen pathologischen Prozeß charakteristische Weiterentwicklung eingeschlagen wird, die über die Ausbildung von spezifischen Gewebsbildern einmal zur Vernarbung, ein anderes Mal über die Nekrose und Verkäsung zur Einschmelzung oder geschwürigem Zerfall führen kann. Es kann allerdings zugelassen werden, daß letzten Endes auch das Durchmustern zahlreicher Präparate dieses Falles ohne Auffindung von weiteren spezifisch-tuberkulösen Veränderungen nicht gegen das doch eventuelle Vorhandensein einiger weiterer, eventuell fortgeschrittener spezifisch veränderter Follikel spricht oder daß diese vielleicht im nicht resezierten Darm auffindbar gewesen wären. Das Auffinden der spezifischen Ileumnarbe im großen Resektionsstück des Falles 1 und eines Follikels mit Blutung und eines mit Tuberkelbildung im Fall 3 ist ja sicher zu gleichen Teilen dem glücklichen Zufall als auch dem der Durchmusterung gewidmeten Fleiß und Ausdauer zu verdanken. Diesen Übergang von unspezifischen zu klaren spezifisch-tuberkulösen Reizantworten des Gewebes fand ich besonders schön und eindrucksvoll im Fall 4 und betrachte diese Befunde als zwingende Beweise, daß die Anschauungen, die H e l l m a n über Anatomie und Physiologie der Lymphknoten entwickelte, insbesondere was ihre Rolle bei der Reaktion auf belebte und unbelebte Gifte betrifft, tatsächlich zu Recht bestehen.

Um diese Erörterungen zum Abschluß zu bringen, können wir also zusammenfassend feststellen, daß eine sputogene, von einer fließenden kavernösen Infektionsquelle unterhaltene Infektion des Darmes nur im Fall 4 in Betracht kommen könnte. Bemerkenswert ist aber eben hier der Kavernenschwund gerade nach der Resektion des minimalen Darmprozesses!

In den Fällen 2 und 3 halten wir die sputogene Verursachung als kaum wahrscheinlich. Im ersten Falle konnten auch bei permanenter Kontrolle Tuberkeln auch kulturell niemals nachgewiesen werden, beim zweiten Fall war der ursprüngliche Darmprozeß auch histologisch älter als selbst die pulmonale Anamnese des intermittent spärlich offenen Falles.

Beim Fall 1 kann diese Art der Verursachung glatt ausgeschlossen werden, hieher möchte ich auch den Fall 5 einreihen, als einen Fall mit histologisch nachgewiesener Tuberkulose des Peritoneums und der Mesenteriallymphknoten, mit spärlichster spezifischer Darmveränderung bei exzessiver „unspezifischer" Reaktion des Follikelapparates.

Auf Grund der bei allen (und auch bei zahlreichen hier gesondert nicht besprochenen) Fällen vorliegenden älteren spezifischen Peritoneum- und Lymphknotenveränderungen kann die direkte oder indirekte hämatogene Genese nicht ausgeschlossen werden. Im ersteren Fall würde eine gleichzeitige oder eine kurz aufeinander erfolgende, in Schüben ablaufende, sukzessive Infizierung der Peritonealgebilde und des Darmes erfolgen. Wir konnten die von Péhu und Dufourt bei Säuglingen und Kleinkindern beobachtete, zeitlich frühere Ansiedlung von spezifischen Knötchen zuerst subperitoneal und dann erst submukös im Darm aber nur einmal beobachten (Fall 2), die von Pagel postulierte endomuköse Erstlokalisation wahrscheinlich nur einmal bei Vorhandensein typischer, submukös angelegter, exulzerierter Veränderungen. Die indirekte hämatogene Verursachung wäre durch die Abfiltrierung der Bazillen aus dem Blut in der Leber, Ausscheidung in die Galle und dadurch in den Darm und nun durch die sekundäre enterale Einpflanzung der Keime gegeben. Auf Grund der Angaben der Literatur und eigener diesbezüglicher Beobachtungen hat diese Entstehungsweise in unseren Fällen und überhaupt beim Vorliegen entsprechender tuberkulöser Befunde in anderen Organen ziemliche Wahrscheinlichkeit für sich, besonders wenn die direkte intrakanalikuläre Absiedlung ausgeschlossen werden kann und der noch rekonstruierbare Darmbefund eine submuköse Anlage erkennen läßt. Denn daß die submukösen Erstveränderungen unverhältnismäßig häufiger sind wie die mukösen, ist gewiß. Ich bezeichne sie als seltene Ausnahme.

Experimentelle Befunde anderer Autoren und die klinisch-anatomische Analyse unserer Fälle lassen auch an die lymphogene Entstehung der geschwürigen Darmtuberkulose in besonders gelegenen Fällen denken, besonders beim Vorliegen einer älteren Tuberkulose des Peritoneums und seiner Anhängsel durch retrograde Keimverschleppung in den Darm bei erschwerter oder verlegter Lymphzirkulation und einer daraus folgenden Stauung.

Wir vermuten, daß nach dem Entstehen eines offenen, Bazillen beinhaltenden und an die Umgebung abgebenden Darmgeschwüres die Darmtuberkulose sozusagen selbständig wird und sich vom lokalen, vom Geschwür aus erfolgenden Keimangebot und Gewebsantwort, von Reiz und Reizantwort determiniert, per continuitatem in die Nachbarschaft verbreitet, nunmehr unter eigenen Gesetzen stehend, die den lokalen Ablauf von demjenigen des sie eigentlich bedingenden Grundprozesses unterschiedlich gestalten können.

Es bleibt nunmehr übrig, die Frage aufzuwerfen, welche praktischen Folgerungen aus den mitgeteilten Beobachtungen und den über sie angestellten Betrachtungen ableitbar sind. Konkret gesprochen, wirft sich die Frage auf, ob die in der beschriebenen Weise auffindbaren minimalsten, eben beginnenden Fälle der geschwürigen Darmtuberkulose auf jeden Fall bzw. überhaupt operativ behandelt, reseziert werden sollen oder nicht. Auf Grund meiner außer den hier veröffentlichten Fällen sich doch auf ein größeres Material gründenden Erfahrungen kann diese Frage mit einem entschiedenen Nein beantwortet werden. Die Beobachtung lehrte, daß im Gesamtablauf der Tuberkulose den Darm ebenso Bazillenschübe treffen wie alle übrigen Organe, wobei es für die Klinik vorderhand gleichgültig ist, ob diese Bazillenangebote enterogen, hämatogen oder lymphogen erfolgen. Wichtig ist es festzustellen, daß sie erfolgen und daß sie in der Darmwand angehen können, und zwar in der Form von kleinsten submukös, selten mukös gelegenen Herdchen, die ihren Ursprung selten von Follikeln aus nehmen. Diese Herde können nun dieselben Entwicklungsgänge einschlagen wie iede andere tuberkulöse Herdbildung: Sie können fortschreiten, verkäsen und exulzerieren oder mit oder ohne Hinterlassung von sichtbaren Narben verheilen. Auch das Stadium des kleinen isolierten Initialgeschwürs ist der Abheilung zugänglich, der Fall 2 ist ein Beweis dafür. Freilich zeigt die Anwesenheit von noch reaktionsfähigem spezifischem Gewebe in der Narbe, daß auch dann noch Exazerbationen aus der Narbe möglich sind. Dieses alternierende Spiel dauert bei fortdauerndem Keimangebot vermutlich so lange fort, bis die Abwehrfähigkeit des Organismus oder des Organs, bis sein Empfindlichkeitszustand die endgültige Reaktionsform bestimmt: Übergang in Heilung oder in den ulzerösen Progressionszustand.

Diese Fälle müssen also beobachtet werden und erst bei festgestellter Progression soll operativ eingegriffen werden, falls ansonsten keine Gegenindikation seitens anderer Organe, meistens wohl der Lunge, bestehen. Es soll auf Grund unserer Beobachtungen festgestellt werden, daß man von einer weiteren konservativen, später zu erörternden Behandlung Abstand nehmen und zur Resektion schreiten soll, wenn es einmal zu distinkten röntgenologischen Veränderungen der terminalen Ileumschlinge (bis 10 cm vor der Valvula) und im unteren Drittel des Caecumaszendens gekommen ist. Ist der Prozeß einmal so weit fortgeschritten, kann man auf Grund unserer Erfahrungen wohl ein Stationärwerden der lokalen Vorgänge, meist in gleichsinnigem Verhalten zum zeitlich früher eingetretenen anderwärtigen tuberkulösen Organprozeß beobachten, das sich in der Besserung des lokalen Röntgenbildes im Sinne des Rückganges von ausgeprägten Konturveränderungen und Spasmen, kurz in dem Weicher- und Fließenderwerden früher schroffer Veränderungen manifestiert. Auch die Klappenschwellung kann weitgehend zurückgehen und nur andeutungsweise vorhanden bleiben, ganz normale Verhältnisse sahen wir aber hiebei nicht wieder auftreten, eine leichte Impression in das kontrastgefüllte Caecum war wohl immer vorhanden. Niemals sahen wir die Normalisierung der Ultima ilei, die einmal aufgetretenen markanten Veränderungen können wohl in weitgehend gemilderter Form, aber immer wieder festgestellt werden, bei geeigneter

Beobachtungsmöglichkeit zeigt das Reliefbild dieser Partien ein verändertes, unregelmäßiges Aussehen, das anscheinend auch bei einer klinischen Heilung als Dauerzustand bestehen bleibt.

Da in allen Fällen die Möglichkeit sowohl der pulmonalen als auch der intestinalen Rezidive vorhanden ist und je nach der Lage des Falles als mehr oder weniger wahrscheinlich beurteilt werden muß, halten wir für die dieserart gelegenen Fälle die oben angegebene Operationsindikation aufrecht und hielten uns selbst danach, da unserer Meinung nach bei diesen Fällen nicht mehr mit einer quoad exacerbationem geltenden Sicherheit des Abheilens des Darmprozesses gerechnet werden kann. Wir sahen noch keine größere spezifische Darmnarbe, die die Ausmaße von 2 cm im Längsdurchschnitt überschritten hat, ohne rezidivfähiges spezifisch-tuberkulöses Gewebe. Dieser Umstand soll auch bei der weiter unten folgenden Besprechung der Erfolge der Röntgenbestrahlung ausgedehnterer Darmtuberkulose nicht aus den Augen gelassen werden.

Histologische Untersuchungen, die im nächsten Absatz veröffentlicht werden, zeigen, daß im Darm die von B i e l i n g und S c h w a r t z beobachteten und als gesetzmäßige Erscheinungen festgestellten Überempfindlichkeitsreaktionen als Reizantwort auf die tuberkulöse Antigenaufnahme ebenfalls beobachtbar sind. Diese Erscheinungen sind vorzugsweise bei lokalisierten und beginnenden Prozessen und beim Aufflammen älterer Veränderungen zu beobachten und entstehen auf Grund der Reaktion der spezifischen Gewebsempfindlichkeit mit dem neuerlich angebotenen Antigen. Dabei ist es auch möglich, daß eine für alle Gewebearten bzw. Organe gleichförmige Reaktion festgestellt werden kann oder aber auch, daß im selben Organismus stürmischere und weniger stürmische Organreaktionen feststellbar sein werden. Bei dieser letzteren Möglichkeit werden einerseits ursprüngliche Verschiedenheiten in der Sensibilisierbarkeit einzelner Organgewebe, anderseits aber Auswirkungen von nur lokalen Auseinandersetzungen mit nur geringen oder nur lokal angebotenen Antigenmengen die Ursache sein. Es scheint, daß die Überempfindlichkeitsreaktionen im Darm rudimentär, nicht so monströs ausgebildet sind wie in der Lunge oder in der Milz, und daß es momentan nicht feststellbar ist, ob diese Gewebeveränderungen und Reaktionen der Abkapselung und Ausheilung oder der Progression des Prozesses zugute kommen. Eine eindeutige Antwort auf diese Frage kann auch auf Grund neuerer Beobachtungen nicht gegeben werden, manches spricht für die eine, manches für die andere Möglichkeit. Aber eines scheint uns sicher: Von einer gewissen Ausdehnung des wie immer auch entstandenen Darmprozesses an sinkt die Möglichkeit der spontanen Ausheilung rapid, der Darmprozeß macht sich in seiner Progredienz und klinischen Manifestationen selbständig und kann an Schwere und Bedeutung den ihn ursprünglich bedingenden und verursachenden Prozeß weit übertreffen. Und da kommen wir zu dem Punkt, der zu praktischen Folgerungen führt: Es soll verhindert werden, daß die „Darmtuberkulose" zur „Darmphthise" wird, wobei ich dem voll entwickelten, typischen, bazillenbeherbergenden und -ausscheidenden tuberkulösen Darmulkus für die Weiterentwicklung des Organprozesses die Bedeutung einer Kaverne im Ablauf der Lungenphthise gebe, die bazillenausscheidenden Geschwüre erhalten und propagieren den Prozeß weiter, einerseits durch das ständige Bazillenangebot, anderseits durch die Unterhaltung einer Gewebeüberempfindlichkeit, die zum Fußfassen der Keime notwendig ist. Die Bazillenmenge, die bei einer nur mittelmäßig ausgedehnten ulzerösen Darmtuberkulose enteral und durch lymphatische Propagation der Darmwand angeboten wird, ist gewiß größer als selbst die Menge, die bei einer selbst ausgedehnten kavernösen Lungenphthise durch das verschluckte Sputum mit der Darmwand in Berührung kommt. Man muß sich ja nur vergegenwärtigen, daß die verschluckte Bazillenmenge im Darminhalt durch die peristaltische Arbeit des Darmes fast homogen verteilt wird, da man annehmen muß, daß das Sputum selbst verdaut wird. Zu Infektionsmengen kommen nur die an der Oberfläche des Darminhaltes liegenden Bazillen in Betracht und auch diese bleiben nicht alle an der Darmschleimhaut hängen, da die peristaltische Vermengung des bazillenhaltigen Darminhaltes und damit seine Berührung mit der Darmschleimhaut gerade an den Prädilektionsstellen der Darmtuberkulose, im untersten Ileum nicht mehr so intensiv und so maximal ist wie im Jejunum und oberen Ileum, die in der überwiegenden Mehrzahl der Fälle erst erkranken, wenn das terminale Ileum schon befallen ist und die wegen der Verdauungs- und Resorptionsarbeit, die sie besonders zu leisten haben, funktionell als mehr beansprucht erscheinen wie die unteren Ileumpartien. Von der „physiologischen" Stase des Darminhaltes im terminalen Ileum haben wir uns in normalen Kontrollfällen nicht überzeugen können (so auch R o t h e r).

Bei der Besprechung der Bedingungen, die den einmal sich etablierenden Darmprozeß unterhalten, ihn in seinem Bestand gleichsam garantieren und seine Progredienz bedingen, soll auch auf die mögliche Mitwirkung allfällig vorhandener organspezifischer Antikörper hingewiesen werden, die bedingt durch die antigene Wirkung des erkrankten Organs im eigenen Organismus entstehen und bei der Weiterverbreitung des Prozesses im befallenen Organ eine bedeutsame Rolle spielen sollen. Die seinerzeit von L ö w e n s t e i n formulierte Theorie von den spezifischen Organresorbinen und Organagressinen, die z. B. auch die auffallende Tatsache der beiderseitigen Erkrankung symmetrisch angelegter paariger Organe erklären sollte, wurde in jüngster Zeit von K a l l ó s experimentell weitgehendst gestützt in Versuchen, in denen auf immunbiologischem Weg beim Meerschweinchen die sonst nie auftretende Nierentuberkulose überhaupt und diese beiderseitig verlaufend hervorgerufen werden konnte, wobei die zeitliche Sequenz der Krankheitsprozesse im künstlich infizierten Organpaar und im von ihm induzierten zweiten Organpaar deutlich in Erscheinung tritt.

Als Stütze unserer Anschauung können vielleicht noch die Lübecker Säuglinge hinzugezogen werden: Die durch Ingestion, also durch denselben Mechanismus wie die sputogene Darminfektion, in den Darm gelangten virulenten Bazillen riefen Veränderungen nur im Dünndarm hervor, niemals distal der Bauhinschen Klappe: Die Zeit, die die Dünndarmpassage der Bazillen in Anspruch nimmt, genügt, oder besser gesagt, gibt genügend Gelegenheit für den Schleimhautkontakt und die Implantation der Keime, die sich augenscheinlich bei der postprimären Tuberkulose aus anderen als mechanischen Gründen eben im terminalen Ileum und jenseits der Valvula ansiedeln und die Darmtuberkulose hervorrufen. Daß die Menge der angebotenen Bazillen nicht das Entscheidende bei der Entstehung der sekundären Darmtuberkulose darstellt, sondern nur eine ätiologisch notwendige Voraussetzung der Entstehung ist, darauf hat in letzter Zeit eingehend Müller hingewiesen bei der Besprechung der Gestaltungsfaktoren der sekundären Darmtuberkulose, wurde aber von verschiedenen Autoren ebenfalls bemerkt. Müller verdanken wir auch den Hinweis auf die Lübecker Säuglinge.

2. Überempfindlichkeitserscheinungen bei der Darmtuberkulose.

Die Untersuchungen von Bieling und Schwartz haben die gestaltende Wirkung und den Einfluß der durch die tuberkulöse Infektion erworbenen Empfindlichkeit auf den weiteren Ablauf des Krankheitsprozesses und so auch auf das Schicksal des Individuums klar und eindeutig erwiesen. Aus diesen Untersuchungen geht hervor, daß bei einer erworbenen bzw. künstlich gesetzten Überempfindlichkeit gegenüber dem Kochbazillus eine im geeigneten Zeitpunkt erfolgende Reinfektion zu typischen Erscheinungen und Reaktionen führt, die durch charakteristische gewebliche Zeichen gekennzeichnet sind. Im Prinzip handelt es sich um dieselben Überempfindlichkeitserscheinungen, wenn die sensibilisierende Vorbehandlung und die die Überempfindlichkeitserscheinungen auslösende Reinfektion künstlich-experimentell gesetzt sind oder wenn bei einer progredient verlaufenden Infektion die Sensibilisierung spontan auf Grund des Abbaues der im Grundprozeß sich vermehrenden Bazillen erfolgt und es somit spontan zur Entladung der Hypersensibilität kommt. Auf Grund der anatomischen Vorbedingungen ist aber das klinische Schicksal dieser zweiten Art der Reaktionsverwirklichung naturgemäß ein anderes. In den Versuchen von Bieling und Schwartz konnten nun Zeichen der Überempfindlichkeitsreaktion in den Lungen, der Leber, der Milz, Myokard und Nieren festgestellt werden, ja sogar im Auge konnte die Sensibilsierung und der gesetzmäßige Ablauf der Überempfindlichkeitsreaktion aufgezeigt werden.

Es wird nun für die Richtigkeit und Allgemeingültigkeit der B i e l i n g schen und S c h w a r t z schen Beobachtungen und Interpretationen sprechen, wenn die von ihnen erhobenen Feststellungen auch für solche tuberkulöse Organprozesse aufgezeigt werden können, die von diesen Autoren nicht in den Bereich ihrer Beobachtungen gezogen wurden.

Die sekundäre Darmtuberkulose beschäftigt die Fachliteratur bisher fast ausschließlich als unheilvolles Sorgenkind innerhalb der Phthiseotherapie, als ein klinisches Zeichen, das dem Therapeuten den beginnenden Zusammenbruch der Widerstandskraft der Kranken anzeigt und die aktive, besonders aber die operativ-chirurgische Therapie mehr und mehr illusorisch, ja gefährlich macht. In diesem Zusammenhang ist es interessant, daß die Operateure, die eine besondere Erfahrung in der chirurgischen Behandlung der Lungenphthise haben, nach plastischen Eingriffen oft das foudroyante Aufflammen von bisher stummen, anscheinend stationären, „kompensierten" Darmtuberkulosen beobachtet haben. Deshalb wurde besonders von ihrer Seite die Forderung erhoben, noch vor der Vornahme der Operation durch eine Röntgenuntersuchung nach dem Vorhandensein einer inapperzepten Darmtuberkulose zu fahnden und erst diese zu sanieren bzw. operativ zu entfernen. Implicite wird also zugegeben, daß durch die Antigen- (Toxin-) Überschwemmung, die bei einer plastischen Operation mit dem erzielten Kollaps und Mobilisierung der Lunge, der Veränderung der Blut- und Lymphzirkulation und der Atmungsbewegungen verursacht wurde, auch bei schonendstem Vorgehen, eine Aktivierung, Aufflammung eines bis dahin stummen, symptomlosen spezifischen Darmprozesses verursacht werden kann, der dann seinerseits nach stattgehabter mehr oder weniger heftiger Reaktion nicht mehr zur Ruhe zu kommen pflegt. Die Analogie mit den B i e l i n g S c h w a r t z schen Beobachtungen fällt in das Auge: Der vorliegende ruhige, lokalisierte Darmprozeß entspricht experimentell gesetzten Zweitherden, die durch den Operationsschock gesetzte Antigenausschwemmung aber der im günstigsten Zeitpunkt erfolgenden Reinfektion, die mehr oder weniger heftige Aufflammung des Prozesses der Überempfindlichkeitsreaktion selbst. Man kann auch annehmen, daß der klinisch im Vordergrund stehende Lungenprozeß selbst eine generelle Sensibilisierung aller Organgewebe hervorruft und der postoperative hämatogene Keimschub die Darmtuberkulose erst in Gang setzt. Die klinische Erfahrung zeigt aber, daß in der Mehrzahl der untersuchten Fälle die inapperzepte Darmtuberkulose schon vor der Operation da ist.

Wenn dieser Vergleich nicht mehr als eine bestechende Analogie sein soll, so müßten besonders am frisch aufflammenden spezifischen Darmprozeß ähnliche histologische Bilder bzw. Einheiten aufgefunden werden können wie die, die B i e l i n g und S c h w a r t z als charakteristisch für spezifische Überempfindlichkeitsreaktionen erkannt ansprachen. Diese Befunde wird man nun bevorzugterweise nicht bei alten, kachektisierend verlaufenden Phthisen mit ausgedehnten Zerstörungen von Lunge und Darm und versagendem Kreislauf finden, sondern einmal bei akut endenden Fällen, bei denen die Plötzlichkeit des Endes nicht durch eine akute Katastrophe spezifischer oder unspezifischer Provenienz (Hämoptoe, Operation usw.) bedingt sein wird, und dann bei Fällen, die bald nach dem Aufflammen und klinisch Manifestwerden zur Operation kommen, also beim sogenannten primären Phthisetod R e d e k e r s und an Resektionsstücken. Da in der von mir geleiteten Heilstätte der Diagnose und der konservativen bzw. operativen Therapie der beginnenden Darmtuberkulose erhöhte Aufmerksamkeit gewidmet wurde, sind wir mit der Zeit in den Besitz von minimalen und ganz frischen, akut exazerbierten, bisher augenscheinlich stationär gewesenen Darmbefunden gekommen, die ein oder mehr Zeichen derjenigen Gewebsreaktionen aufwiesen, die von B i e l i n g und S c h w a r t z als obligat für spezifische Überempfindlichkeitsreaktionen bezeichnet wurden.

Die histologischen Zeichen einer allergischen (hyperergischen) Überempfindlichkeitsreaktion können auf Grund der Literaturangaben bezeichnet werden als:

das Auftreten von großen Rundzellen retikuloendothelialer Abstammung endo- und extravasal im Reaktionsgebiet,

das Auftreten von entzündlichen Infiltraten und Ödemen,

das Auftreten von Endothelgranulomen in Gefäßen des Reaktionsgebietes,

das Vorliegen von perifokalen und fokalen Blutungen und von Blut- und Gewebeeosinophilie im Reaktionsgebiet.

Die beiden letztgenannten Symptome werden von B i e l i n g und S c h w a r t z nicht besonders hervorgehoben, aber auf Grund von ausgedehnten Literaturhinweisen kann festgestellt werden, daß die Eosinophilie ein wichtiges Merkmal der allergischen Reaktion bildet (P a g e l, H a n s e n). Es wird von verschiedenen Autoren darauf hingewiesen, daß die Blut- und Gewebeeosinophilie meistens parallel gehen und daß namentlich die letztere einen Maßstab der Stärke der allergisch-hyperergischen Reaktion darstellt. Obwohl allergische Reaktionen ohne Mitwirkung von eosinophilen Zellen bekannt und beschrieben worden sind, kann doch festgestellt werden, daß bisher kein Gegenbeweis erbracht wurde gegen die Annahme, daß, wo Eosinophilie als Hauptbestandteil der Reaktion beobachtet wurde, diese auf Allergie beruht (P a g e l).

Eine starke Zunahme der Gewebeeosinophilie konnte nun bei fast allen unseren frischen, untersuchten Darmbefunden festgestellt werden. Die eosinophilen Zellen finden sich besonders dort, wo das perifokale

Granulationsgewebe in das gesunde Gewebe übergeht, lassen sich aber oft weit in das Gesunde weiterverfolgen. Es gibt so massige Ansammlungen von Eosinophilen im Gewebe, daß dieses im gefärbten Schnitt schon für das unbewaffnete Auge rötlich aufleuchtet. Niemals fanden wir Eosinophilie im tuberkulösen Herde selbst, bis auf eine Riesenzelle, die wir in Abbildung bringen. Man muß nun aber bei der Feststellung einer

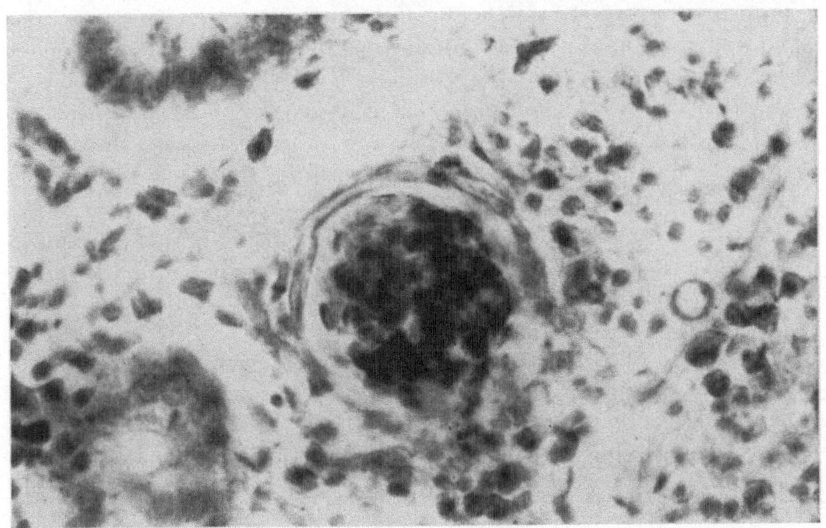

Abb. 37. Zusammengeballte eosinophile Leukozyten in einem herdnahen Darmgefäß. Die dunklen Zellen sind Eosinophile (250×).

Gewebeeosinophilie im Darm große Kritik und Vorsicht walten lassen da ja schon normalerweise dort eosinophile Leukozyten vorgefunden werden. Vergleicht man aber Präparate aus gesunden Darmpartien oder noch besser von darmgesunden Menschen, so fällt der quantitative Unterschied doch gleich ohne weiteres auf: normalerweise höchstens einige Eosinophile im Gesichtsfeld, in unseren Fällen aber eine Überschwemmung des Gewebes mit diesen Zellen, die sich oft bis in die äußere Muskularis fortsetzt. W e i l l, der das Vorkommen von Eosinophilen in allen Darmabschnitten feststellt, bemerkt, daß diese den untern Darmpartien zu zunehmen, um ihre größte Zahl im Colon zu erreichen. Er sieht sie zu zweien oder dreien liegen, niemals aber in größeren Herden. Eingehend beschäftigt sich O e h l e r mit der Darmeosinophilie, der sie oft das Gesichtsfeld beherrschen sah. Bemerkenswert erscheint es ihm, daß es sich dabei fast nur um eine Gewebeeosinophilie handelt, in den Gefäßen sah er sie kaum. Bei tuberkulösen Darmgeschwüren sah der Autor die Gewebeeosinophilie nur im sonst üblichen Ausmaß, geradezu eosinophile

Wälle aber an der Grenze von Tumorgewebe und gesundes Gewebe, dabei
wieder kaum endovasal. O e h l e r nimmt als Ursache der Eosinophilie
einen chronischen Reizungs- und Entzündungszustand an. Autoren, die
nicht tuberkulös bedingte allergische Reaktionen im Darm beschrieben,
heben die starke Eosinophilie des Gewebes ebenfalls hervor (Lit. bei
K a i j s e r). Wir konnten aber auch die intravasale Eosinophilie im

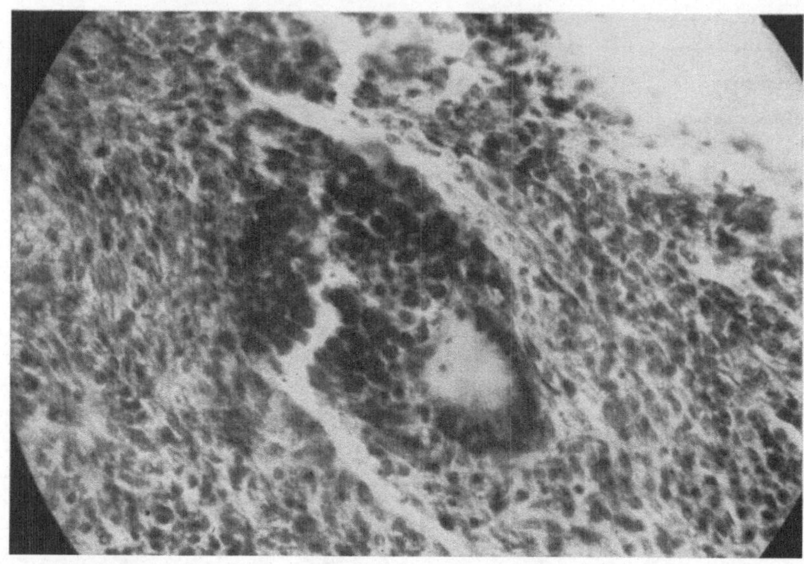

Abb. 38. Riesenzelle, geschwürnahe gelegen. Die dunklen Zellen, aus deren haufenförmiger
Ansammlung die Riesenzelle gleichsam herausragt, sind Eosinophile. In der nächsten Nachbarschaft
Kapillare (200×).

Darm bei Tuberkulose feststellen. Im Querschnitt von kleinen Gefäßen
finden sich im perifokalen, nur mäßig mit Epitheloid und Plasmazellen
infiltrierten, ansonsten gesunden Gewebe sogar Thromben, die aus dicht
aneinander gepreßten Eosinophilen bestehen (Abb. 37). An einer Stelle
konnte sogar die Angliederung einer Riesenzelle an eine Eosinophilen-
agglomeration festgestellt werden, ein Zeichen, daß für die wenigstens
teilweise Abstammung der Riesenzellen aus Gefäßsprossen im Sinne
W u r m s spricht (Abb. 38). Wir zeigen in Abb. 39 ein Bild, in dem
Gefäße einen tuberkulösen Herd in der Submukosa, der nicht zur Zerstörung der Schleimhaut geführt hat und als isolierter Befund bei einer
akut verlaufenden Endphase einer Phthise aufgefunden wurde, kranz-
förmig umgeben und zahlreiche Eosinophile beherbergen. Die endovasal
sichtbaren dunklen Granulationen sind alle Eosinophile, ein großer Teil
dieser im Gewebe ebenfalls. Das Auswandern der Eosinophilen aus
Gefäßen, in denen sie vorerst randständig werden, konnte laufend beobachtet werden.

Die perifokale und fokale Blutung ist ein weiteres Zeichen der Überempfindlichkeitsreaktion. Am Darm konnten wir dieses Symptom verhältnismäßig häufig an Operationsstücken, seltener an Sektionspräparaten finden. Es handelt sich bei ersteren wahrscheinlich um eine schnell verschwindende Manifestation, die nur kurz dauernde Perioden des Überempfindlichkeitsgeschehens kennzeichnet und das in den Endperioden

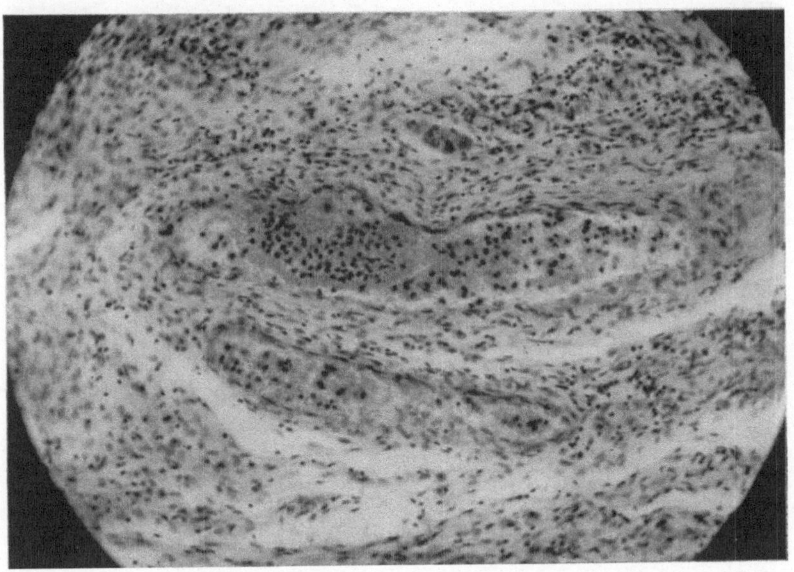

Abb. 39. Exzessive Eosinophile in ein Tuberkel kranzartig umgebenden Gefäßen. Sämtliche Leukozyten sind Eosinophile (160×).

der Phthise nur bei akuten Abläufen zu finden ist. An Operationsstücken finden sich die meist mukös lokalisierten Blutungen oft in ganz gesunden und histologisch nur Eosinophilie aufweisenden Darmpartien, allerdings in auffallender Weise in der Nähe von Solitärfollikeln, die Zeichen einer Aktivierung im Sinne von Hellman aufweisen: vermehrte Keimzellen, das Auftreten von großen, hellen, blasigen Zellen, Blutung und hier und dort unspezifische Nekrosen. An Leichen, deren anatomisch-histologischer Befund Zeichen von Überempfindlichkeitsreaktionen aufweisen, die einem akuten Schub ihrer Phthise unterlegen sind, wozu wir z. B. akute, flächige Verkäsungen in den Lungen zählen wollen, da wir mit Schleussing die Verkäsung als Koagulationsnekrose des Ödems im hyperergisch entzündeten Gewebe betrachten, trotz der Einwände Hagers, findet man nicht zu selten periulzeröse Blutungen von lebhaft hellroter Farbe, die das Geschwür wie eine Aureole umgeben. Daneben kommen Blutungen auch in die Geschwürfläche vor.

Daß die Blutungen eine Bedeutung im Mechanismus der Entstehung
der ulzerösen Veränderungen haben (unserer Meinung nach stellen sie
Gefäßreaktionen im Sinne der Anschauungen der R i c k e r schen Schule
als maximale Gewebsantwort auf den bakteriellen Implantierungsreiz
dar: die Stase mit ausgedehnter Diapedeseisblutung), darauf weisen
unter anderem Beobachtungen von B o n a f é und R o u g y hin, die bei

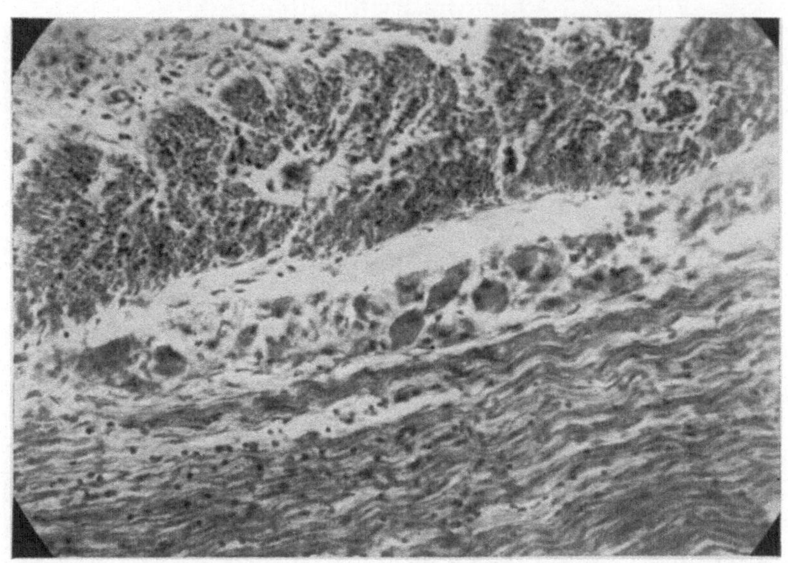

Abb. 40. Große, runde monozytoide Zellen, in Gefäß zwischen Submukosa und Muscularis gelegen.
Herdnahe Lokalisierung (100×).

15 Lungentuberkulösen mitunter schwere Darmblutungen sahen. Diese
Patienten hatten vorderhand keine festgestellte Darmtuberkulose, es
schloß sich auch nur in vier Fällen eine solche an die Blutungen an. Es
wird sich in den beschriebenen Fällen wohl um Überempfindlichkeitsreaktionen handeln, bei den folgenlos abgelaufenen Fällen wird der
Keimeinbruch in das Gewebe eben mittels dieser unschädlich gemacht,
abgewehrt worden sein.

Eine analoge, sehr eindrucksvolle, eindeutige Beobachtung beschreiben
wir im Kapitel V/1 im Fall 17 unserer Veröffentlichung über frühzeitig
mit Darmtuberkulosen komplizierten akuten, infiltrativen Phthisen.

Das entzündliche Ödem, das die Überempfindlichkeitsreaktionen in der
Lunge so kennzeichnet, wird man im Darm schon auf Grund des histologischen Aufbaues dieses Organs nicht in dem für die Lunge charakteristischen Ausmaß auffinden können. Als Ödem der Submukosa mit Versteifung der Darmwand und ihrer sukkulenten Verdickung und der
Zersplitterung der Bindegewebezüge in ihr konnten wir es besonders

schön in Operationspräparaten vergesellschaftet mit ausgedehnter Gewebeeosinophilie und Blutungen bei nur singulären Ulzera des terminalen Ileums und des Caecums beobachten.

S c h w a r t z schreibt dem Auftreten der von ihm dem retikuloendothelialen System zugewiesenen großen runden Zellen in den Gefäßen und außerhalb von ihnen eine pathognomische Bedeutung für die

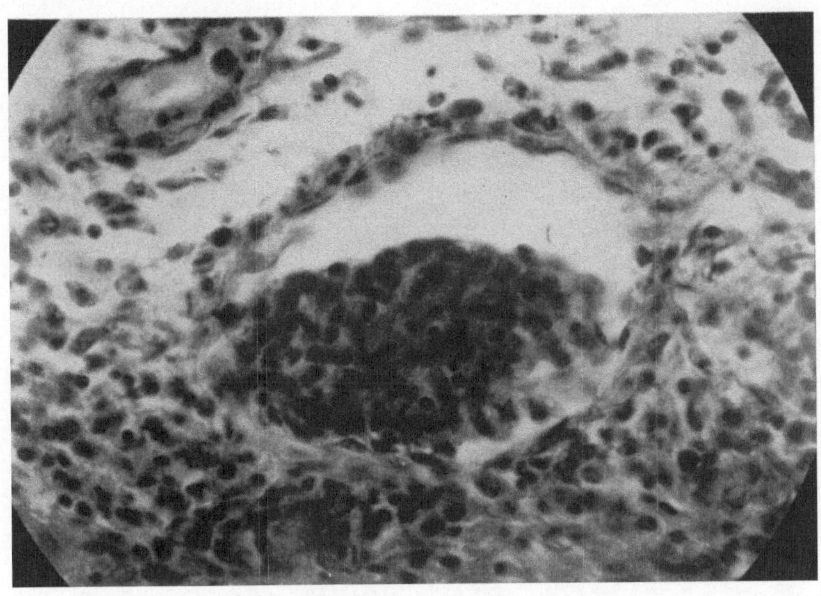

Abb. 41. Endovenöser Herd, bestehend aus großen monozytoiden Zellen in einem Gefäß, das in der Peripherie eines geschwürnahen Tuberkels liegt (300×).

Charakterisierung von Überempfindlichkeitsreaktionen zu. Die Abb. 40 und 41 zeigen bei einer akuten und mit ausgedehnter, heutzutage selten beobachtbarer rascher Verkäsung verlaufenden Lungenphthise mit nur isolierter Darmabsiedlung diese großen Rundzellen endovasal in nächster Nachbarschaft zum Ulkus, im Geschwürgrund in Gefäßen, die zwischen den zwei Muskularisschichten verlaufen. Diese Rundzellen konnten besonders bei Fällen mit geringer Darmtuberkulose bei fortgeschrittenen Lungenprozessen mit exsudativ-käsigen Schüben gesehen werden. Sie sind einmal die aus der Lunge bekannten, großen runden „Exsudatzellen“ und dann die längsovalen Wanderzellen, ähnlich den Lymphozyten, aber mehrfach größer, mit blasigem, großem Kern. Auf das Auftreten dieser Plasmazellen als nicht ausgereifte, basophile, lymphoide große Zellen weist auch S i e g m u n d hin. Er beschreibt auch als Zeugen pathologischen Geschehens und erhöhten Gewebestoffwechsels die Quellung der Endothelien in Kapillaren und kleinen Gefäßen, die als geblähte Gebilde in die Gefäßlichtung hervorspringen und nach ihrer Ablösung aus dem Endothelverband als freie Monozyten in der Gefäßlichtung angetroffen werden können.

Wir sahen bei den oben erwähnten Fällen in ganz entsprechender Lokalisation die namentlich von S i e g m u n d als Zeichen der Überempfindlichkeit und der Antigenvernichtung angesehenen Intimagranu-

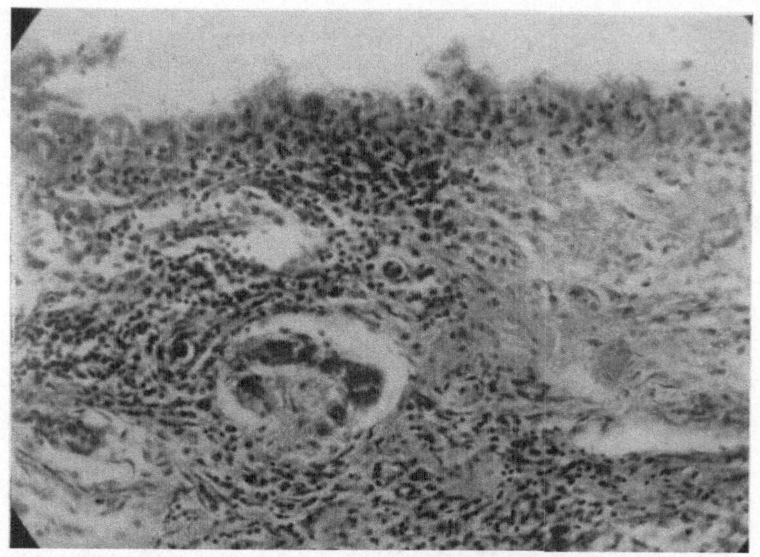

Abb. 42. Ansammlung von großen, runden, monozytoiden Zellen in einem Gefäß, das in einem Geschwür gelegen ist (300×).

lome, über deren Bedeutung bei der hyperergischen Reaktion unter den Autoren bis auf die mehr vereinzelt stehende abweichende Meinung von A p i t z einheitliche Auffassung zu bestehen scheint. Auf ihre Rolle bei der Überempfindlichkeitsreaktion in der Lunge, Leber und Milz, gerade bei der Tuberkulose, hat besonders S c h w a r t z hingewiesen (Abb. 42 und 43). Über die allergisch-hyperergischen Vorgänge im Darm bei der Tuberkulose finden sich in der Literatur kaum Erwähnungen. G l a t z gab 1927 auf Grund eingehendster histologisch-anatomischer Studien der Darmtuberkulose die Zusammenhänge dieser mit der sie bedingenden Lungenphthise bekannt. Obwohl er Verhältnisse der Allergie, der Gewebsempfindlichkeit nicht explizit in Betracht zieht, setzt er vier Erscheinungsformen von tuberkulösen Abläufen im Darm in Beziehung zu den produktiv-zirrhotischen, den gemischten und exsudativen oder mit terminalen exsudativen Schüben verlaufenden Tuberkulosen. Die Skala produktiv ➤ exsudativ ist bei seinen Klassen der Darmerscheinungen in den Formen eins bis vier repräsentiert, ihnen entsprechen nach dem

Autor produktiv-zirrhotische bis exsudativ-verkäsende Lungenprozesse. Da, wie schon bemerkt, wir mit anderen Autoren die von Anbeginn an exsudativ-käsig verlaufenden Phthisen und die exsudativ-käsigen Schübe alter Tuberkulosen als Manifestationen von Überempfindlichkeitszuständen im Sinne von S c h w a r t z auffassen, werden wir wohl in G l a t z' eingehenden Beschreibungen histologische Einzelheiten auffinden können,

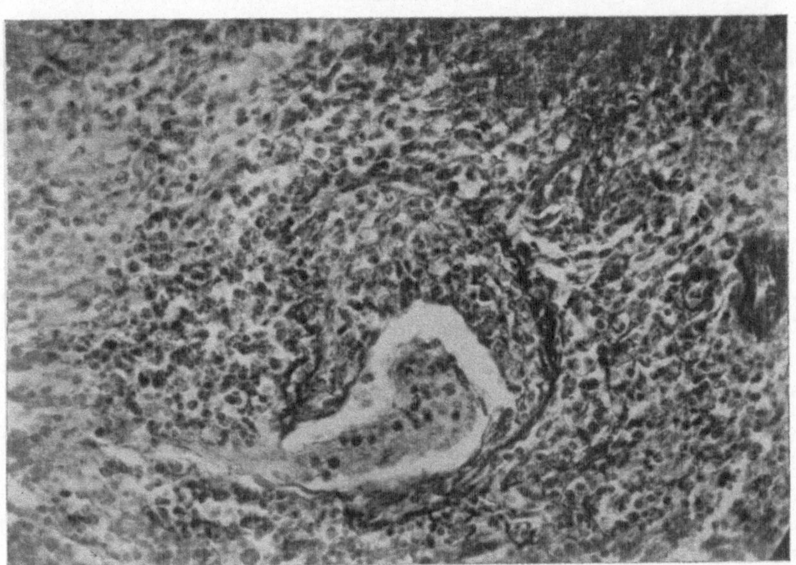

Abb. 43. Endovenöser Herd, im Geschwürgrund gelegen. Akutes Geschwür, wenig Verkäsungen. Elastikafärbung (300×).

die unseren oben beschriebenen Befunden analog sind und, in das gesamttuberkulöse Geschehen hineinprojiziert, indirekt unseren hier gegebenen Interpretationen der Gewebebefunde recht geben werden. Wie erwähnt, betrachten wir exsudatives Geschehen in der Lunge als Zeichen von Überempfindlichkeitszuständen. Sind nun bei den bei diesen Vorgängen beobachtbaren Darmerscheinungen von G l a t z Befunde beschrieben, die den von uns mitgeteilten entsprechen? Dem ist nun tatsächlich so. Die Geschwüre der Gruppe 1, die produktiven Lungentuberkulosen ohne Verkäsung, die nicht wegen ihrer Lungentuberkulose ad exitum kamen, sind bar jeder Überempfindlichkeitsreaktion: Man sieht festgefügte, typische Tuberkeln mit Epitheloid- und Riesenzellen, Übergang in uncharakteristisches Granulationsgewebe und Regenerationsvorgänge. G l a t z will besonders bei diesen Fällen häufige endovenöse Granulationsherde gesehen haben, die wir im Sinne von S i e g m u n d und P a g e l als die Zeichen der erfolgreichen hyperergischen Keimvernichtung ansehen. Je exsudativer das Lungengeschehen wird, um so exsudativer, hyperergischer kann auf Grund der Beschreibung von G l a t z der Darmbefund der Gruppen 2, 3 und endlich 4 gewertet werden. Er beobachtet Ödem, Fibrinausschwitzung, flächige Verkäsung, Leukozytose des Gewebes, das Auftreten großer Wanderzellen und großer, runder „Exsudatzellen", die von der glatten Pneumonie her, der Vorstufe der sich aus ihr entwickelnden käsigen Pneumonie, von der perifokalen Reaktion bei spezifischen exazerbierenden Lungenherden her wohl bekannt sind. Je akuter, je exsudativer das Geschehen, um so weniger findet G l a t z endovenöse Endothelwucherungen, was ja als natürlich erscheint, wenn man diese Gebilde als Zeichen der erfolgreichen Keimvernichtung betrachtet: G l a t z' Fälle sind ja akuten Schüben erlegen, bei ihnen kann es kaum zur Keimvernichtung, zur granulomatösen Endothelreaktion gekommen sein.

Deswegen ändert sich aber unser Standpunkt gegenüber der Einschätzung der Endothel- bzw. Intimaherde nicht. Die fibrös-produktiven, „kompensierten" Darmbefunde zeigen bei G l a t z vermutlich Intimaherde älteren Datums, Zeugen einer für den Organismus erfolgreich abgelaufenen Überempfindlichkeitsreaktion, deren reversible Manifestationen resorbiert oder eliminiert wurden und bei denen es zu keiner Verkäsung gekommen war oder aber Zeit und Bedingungen zur fibrösen Umwandlung dieser gegeben waren. Für seine akut-verkäsenden Fälle bestanden diese Bedingungen zeitlich nicht, ebenso nicht reaktionsmäßig, hier steht die käsige Metamorphose der akutesten, zuerst einsetzenden Elemente der Überempfindlichkeitsreaktionen im Vordergrund.

Wir wollen bemerken, daß unsere diesbezüglichen Bilder gerade von akuten, verkäsenden Lungenphthisen stammen. Wir möchten aber daraus keinen Widerspruch zu G l a t z konstruieren und nur darauf hinweisen, daß die verkäsende Phthise nicht a priori als Zeichen einer Widerstandslosigkeit bezeichnet werden kann: die ihr zugrunde liegende exsudative Reaktion kann meist als Überempfindlichkeitsreaktion aufgefaßt werden, die alles andere darstellt wie eine Widerstandslosigkeit. Die verkäsende Reaktion wird man, sit venia teleologiae, eher als unzweckmäßige Reaktion bezeichnen können, wenn man sich nicht lieber im Sinne R i c k e r s mit einer nur kausal einordnenden Erklärung bzw. Beschreibung zufrieden gibt, so, daß man also lieber Naturwissenschaft als Naturphilosophie, Logik und nicht Metaphysik in der Pathologie treibt. Man wird deshalb bei aus hyperergischen Reaktionen hervorgehenden verkäsenden tuberkulösen Darmgeschwüren auch endovenöse Granulationsherde feststellen können.

Endlich soll noch bemerkt werden, daß G l a t z wohl Hyperämien, aber keine Blutungen beschreibt und daß er eine Gewebe- oder Bluteosinophilie nicht erwähnt.

Auf Grund dieser vergleichenden Betrachtungen können also die Glatzschen Beobachtungen als Stütze für unsere Auffassung verwendet werden; die von uns auf Grund der Auffassung von Schwartz als Überempfindlichkeitsvorgänge bezeichneten Gewebevorgänge können gerade bei den Glatzschen exsudativen Fällen aufgefunden werden, deren Lungenprozesse als hyperergische Reaktionen aufgefaßt werden können, für die ebendieselben Gewebeelemente charakteristisch sind, die Glatz und wir im Darm beobachten konnten.

Daß der letzte immunologische Zusammenbruch des Körpers auf die Gestaltung der Darmgeschwüre (und überhaupt auf jede tuberkulöse Manifestation im Körper) Auswirkungen hat, die bei der Differenzierung des ursprünglichen Charakters der Gewebeveränderungen vom final Aufgepfropften unterschieden werden muß, hat Ajello betont, der darauf hinweist, daß im Endstadium der Entwicklung das wahre Bild der histogenen Reaktion verschleiert wird durch dasjenige, das durch den schließlichen Zusammenbruch zustande kommt. Er weist auch darauf hin, daß die verschiedenen Formen der Darmtuberkulose zu den verschiedenen Allergie- und Empfindlichkeitsstufen des Gesamtprozesses im Verhältnis stehen und daß Parallelismus besteht zwischen den Vorgängen in der Lunge und im Darm, dabei muß allerdings die spezifische Organstruktur und Funktion in Betracht gezogen werden. Wir unterstreichen seine Ansicht, daß die Darmtuberkulose nicht eine *letzte* Komplikation der Lungenphthise darstellt, wir fügen aber hinzu, daß sie einmal als mächtige zusätzliche Antigenproduktionsstätte durch das Starten von unzweckmäßigen Empfindlichkeitsreaktionen, das andere Mal wegen dem durch sie bedingten Funktionsausfall der Nahrungsmittelresorption die katastrophale Entwicklung mitbestimmt und beschleunigt.

Wir glauben mit Eindeutigkeit gezeigt zu haben, daß die besonders von Schwartz und Bieling, aber auch von anderen Autoren bei ihren Überempfindlichkeitsversuchen festgestellten Erscheinungen auch bei der Darmtuberkulose auffindbar sind. Der Umstand, daß sie meistens nur rudimentär und vereinzelt auffindbar sind, scheint unserer Meinung nach darauf hinzuweisen, daß die Überempfindlichkeitsreaktionen im Darm bei der Tuberkulose nicht diejenigen tendenzumkehrenden Wirkungen haben, die sie z. B. in der Lunge auf Grund der Kaninchenversuche haben und die sich in der Beherrschung und Unschädlichmachung einer virulenten Reinfektion bzw. Superinfektion zeigen kann. Im Darm scheinen diese Reaktionsabläufe irgendwie stecken zu bleiben und eher einer Progression des Prozesses Vorschub zu leisten, als ihn abzustoppen, zu lokalisieren und auszuheilen. Weitere Untersuchungen werden feststellen müssen, ob es sich hier um einen Eindruck handelt oder ob dieser mit Beobachtungen als Tatsache erhärtet werden kann, ob es sich hier im Gegensatz zur Lunge um Differenzen handelt, die sich

auf die einmal hämatogene, einmal enterale, einmal lymphogene Antigenzufuhr gründen. Es wird festzustellen sein, ob der Darm wohl aus sich
heraus zu solchen exorbitanten Überempfindlichkeitsreaktionen fähig ist
wie Lunge, Leber oder Milz, ob deren gebietsmäßiges Ausmaß nicht vielleicht eine Voraussetzung zu ihrem klinischen Erfolg, zur Tendenzumkehrung des Prozesses ist und ob dieser eventuelle Mangel nicht im
geweblichen Aufbau des Darmrohres bedingt ist.

Daß aber die spezifische Sensibilisierung des Darmgewebes und die
durch endogene Antigenzufuhr bewirkten Überempfindlichkeitsreaktionen
bei der Gestaltung der Darmtuberkulose eine Rolle spielen, das haben
unsere diesbezüglichen Untersuchungen und Beobachtungen auf Grund
der mit den B i e l i n g schen und S c h w a r t z schen Befunden analogen
Gewebebefunde klar erwiesen und damit auch, daß die von diesen
Autoren gemachten Beobachtungen und Überlegungen den Rahmen der
ursprünglichen Tierexperimente weit überschreiten und eine allgemeine
phthiseogenetische Bedeutung haben. Die Vertiefung des Phthiseverständnisses von diesem „immunbiologischen" Standpunkte aus und
vom „konstitutions-erbmäßigen" Standpunkt aus, wie er z. B. von D i e h l
auf Grund seiner Zwillingsbeobachtungen und Tierversuche vertreten
wird, und die Ineinklangsetzung dieser beiden, ihr Abstimmen auf einen
naturgemäß vorauszusetzenden gemeinsamen Nenner kann als eine der
vornehmsten, unserer Forschung aufgegebenen Aufgaben der Phthiseologie bezeichnet werden.

IV. Die Möglichkeiten der Röntgentherapie der Darmtuberkulose.

Die verfeinerte Röntgendiagnostik erlaubt uns auf Grund der Darstellungen im I. Kapitel, mit sehr großer Sicherheit die Diagnose der
mono- oder pauciulzerösen Darmtuberkulose zu stellen. Die meisten
Untersuchungen zeigen, daß diese beginnenden Prozesse weitgehende
spontane Regressions- bzw. Abheilungstendenz haben, daß die Ulzerationen sukzessiv, schubweise, zeitlich nacheinander entstehen, daß im
gegebenen Moment des Frühstadiums neben isolierten, minimalen, pathogenetisch wohl monofollikulären Ulzera einerseits monofollikuläre Narben
als End- und monofollikuläre Tuberkeln als Vorstadien der Geschwüre
feststellbar sind. Die klinischen Beobachtungen zeigen aber weiter, daß
diese Regressionstendenz des Prozesses in statu nascendi auch bewußt
therapeutisch ausgenützt werden kann zur konservativen Behandlung
des beginnenden Darmprozesses, zu seiner Ausheilung. Sicherlich werden
alle Maßnahmen zur Hebung der allgemeinen Widerstandkraft dazu beitragen, die lokalisierten Darmprozesse ebenfalls günstig zu beeinflussen,
wie das die Hebung des Körpergewichtes auf seine physiologische Höhe

durch qualitativ und quantitativ entsprechende Nahrungszufuhr, allgemeine Schon- und Ruhetherapie sind. Ebenso müßten sich alle diejenigen Maßnahmen günstig auswirken, die zur Senkung einer allenfalls vorhandenen spezifischen Überempfindlichkeit führen, da diese Senkung das Angehen der ersten und weiteren Keimansiedlungen hintanhält. Leider sind wir aber weder in der Lage, die Überempfindlichkeit therapeutisch zielbewußt zu beeinflussen, ja sogar nur die Höhe derselben verläßlich festzustellen. Unsere Kenntnisse über die Bedeutung der Überempfindlichkeit des Gewebes gerade bei der Tuberkulose und die Kenntnis ihrer möglicherweise günstigen, bei der Tuberkulose des Menschen meistens aber ungünstigen Auswirkungen sollten die Forschung zielbewußt dahin lenken, die Möglichkeit der Feststellung und der Lenkung der spezifischen, erworbenen Überempfindlichkeit als einen der wesentlichen Richtunggeber des weiteren Schicksales des tuberkulösen Herdes zu studieren. Hier sind zur Zeit nur Anfangsgründe niedergelegt und diese sind nicht unwidersprochen geblieben, nur mühevolles Studium und kritischeste Auswertung werden weiterführen können. Wir gewannen auf Grund persönlicher Anregung Prof. F i n s t e r e r s (Wien) den Eindruck, daß die schonende Röntgenbestrahlung der befallenen Darmpartien einen besonders günstigen Einfluß auf den tuberkulösen Geschwürprozeß hat. Die Röntgentherapie der Darmtuberkulose hat entgegen der Heliotherapie, die besonders von amerikanischen Autoren auf breiter Grundlage angewendet und empfohlen wird, keine besondere Ausbreitung und Anerkennung gefunden. Ihrer Anwendung scheinen theoretische Bedenken, wie Schädigung des strahlenempfindlichen Darmgewebes und trübe Erfahrungen bei der Behandlung wahrscheinlich ungeeigneter, weil zu fortgeschrittener Fälle entgegenzustehen. Immerhin scheint außer dem ersten Empfehler der Methode, B a c - m e i s t e r , diese in Sommerfeld bei Ulrici in größerem Ausmaß angewendet zu werden (siehe bei R o t h e r). Auf Grund einer diesbezüglichen Erwähnung in einer die chirurgische Therapie der Darmtuberkulose behandelnden Arbeit und einer persönlichen Mitteilung F i n s t e r e r s sind wir auch zur Anwendung dieser Therapie bei der Behandlung unserer Darmfälle übergegangen, wobei die Röntgentherapie einmal als Vorbehandlung, besonders aber auch als Nachbehandlung der Resektion in Anwendung gekommen ist. Die Therapie bestand in der Verabreichung von Dosen je 10 r pro Woche (0,5 Cu, 180 kV, 10 mA). Je drei Bestrahlungen bilden eine Serie, nach zwei Wochen dauernder Pause werden noch drei solcher Serien gegeben, in einer Behandlung werden also 90 bis 100 r verabfolgt. Danach sechs Wochen Pause und Wiederholung der Serie. F i n s t e r e r berichtet über einen Fall, bei dem wegen der Ausdehnung der Geschwüre nur das Ileocaecum entfernt werden konnte und 24 ringförmige Infiltrate zurückgelassen werden mußten. Der

Autor erzielte nach einer Röntgenbehandlung eine klinische, seit über 20 Jahren beobachtete und kontrollierte Heilung. Unser erster Fall (Fall 9), der in dieser Weise behandelt wurde und bei dem aus technischen Gründen ebenfalls Geschwüre im Ileum zurückgelassen werden mußten, ist nunmehr seit sieben Jahren klinisch gesund, der Röntgenbefund des Darmes weist keine pathologischen Zeichen auf, die Ana-

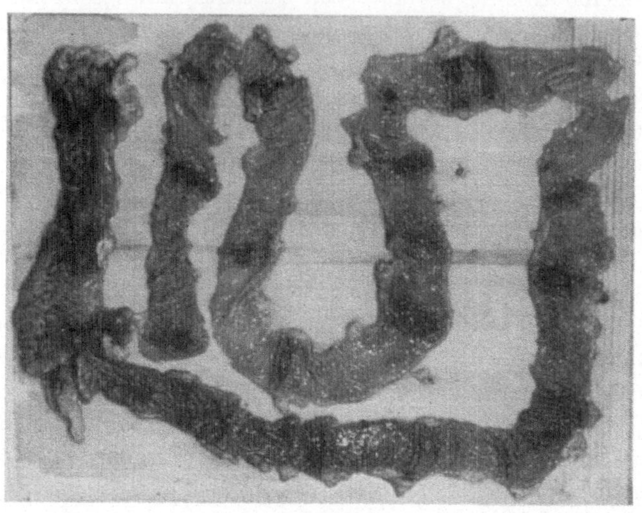

Abb. 44. Fall 10. Resektionspräparat. Zahlreiche Geschwüre im Ileum. Aszendens bis zur Flexura hepatica in geschwürige Fläche verwandelt. Hier Wandverdickung.

stomose funktioniert klaglos. Die Patientin vertrug anstandslos die Anlegung eines extrapleuralen Pneus, der ebenfalls klaglos weitergeführt werden kann. Bemerkenswert erscheint mir bei diesem Fall, daß der ursprüngliche Lungenbefund, ein weiches, unscharf begrenztes Oberlappeninfiltrat mit beginnender zentraler Aufhellung in seiner Schwere und Progressivität weit hinter dem sich erst später manifestierenden Darmprozeß zurückblieb. Dieser Fall gehört zu denjenigen, die die Notwendigkeit der Einbeziehung der Möglichkeit der Darmtuberkulose bei der Lungenphthise in die klinische Betrachtung des Gesamtfalles mit größtem Nachdruck betonen. Unsere Patientin wäre, soweit eine solche, den Gesamtzusammenhang des pathologischen Geschehens zerreißende organbezogene Betrachtungsweise überhaupt gestattet ist, nicht an ihrer Lungen-, sondern an ihrer Darmtuberkulose gestorben. Wir wollen die Wirkung der Röntgenbestrahlung an drei Fällen histologisch darstellen. Im ersten Falle (Fall 10) handelte es sich um eine akut einsetzende, ausgedehnte beiderseitige kavernöse Lungenphthise, die mit beiderseitigem Pneu mit gutem vorläufigem Erfolg behandelt wurde. Die Röntgenuntersuchung des Darmtraktes deckte aber eine ausgedehntere Darmtuberkulose auf, die operativ angegangen wurde, wobei 145 cm Ileum und das Aszendens bis knapp über die Flexura hepatica reseziert werden mußten (Abb. 44). Trotz der großen Resektion gelang es, die Patientin auf eine angemessene Diät einzustellen und normale Stühle und auch einen beginnenden „kompensierten" Gleichgewichtszustand zu erzielen. Leider setzte eine akut einsetzende, mit ausgedehnter Exsudation einhergehende

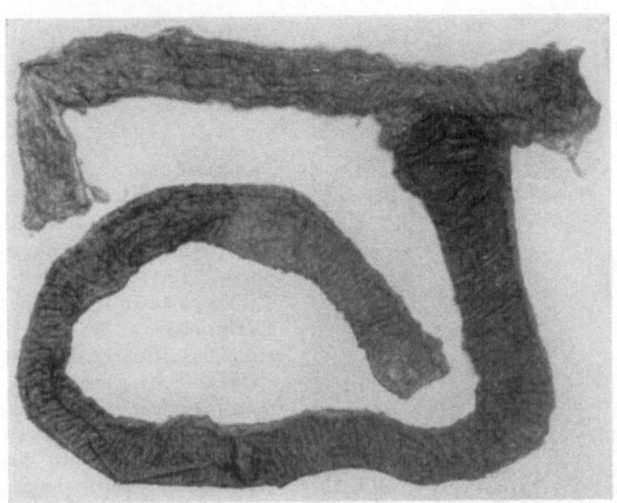

Abb. 45. Fall 10. Sektionspräparat. Reizungslose Anastomose, in der Mitte des Ileumstückes ein Geschwür mit reaktiver Wandreaktion.

Larynxtuberkulose den Allgemeinzustand wieder so weit herab, daß eine darauf folgende Verschlechterung des Lungenbefundes dem Leben nach zehn Wochen ein Ende setzte. Die Patientin wurde nach der Resektion ebenfalls bestrahlt, da bei der Operation der Verdacht ausgesprochen wurde, daß noch Geschwüre im Dünndarm zurückgelassen wurden. Die Sektion zeigte, daß im Ileum nur ein Ulkus zurückgeblieben war, dieses zeigte weitgehende Reinigung mit guter Demarkation und polypöser Reaktion des Geschwürrandes (Abb. 45). Soweit nicht erst das Gegenteil bewiesen wird, was nur auf Grund von größeren Beobachtungsserien geschehen kann, soll nicht die mögliche Erklärung der Heilungstendenz der im Darm nach einer Resektion des vorwiegend erkrankten Ileocaecums zurückbleibenden Geschwüre aus den Augen gelassen werden, die darauf hinweisen würde, daß die peripher gelegenen Ulzera nach der Eliminierung des den gesamten Darmprozeß potentiell unterhaltenden Ileocaecalprozesses eine größere Neigung zur Spontanregression haben als sonst. Dies würde ein Analogon schaffen zu der Beobachtung, daß sekundär aus einer Kaverne erfolgende Streuungen in den Lungen oder auch Kavernen der anderen, später ergriffenen Seite oft spontan zurückgehen und auch verschwinden, wenn die ursprünglich streuende Kaverne kollapstherapeutisch zum Verschluß gebracht wird. Dieser Fall zeigt aber auch, daß die Röntgendiagnose imstande ist, eine anatomisch exakte Lokalisierung des Prozesses zu geben: das zurückgebliebene Geschwür saß zirka 75 cm ober der ilealen Resektionsstelle, man sieht eine anatomisch und physiologisch gut funktionierende Anastomose und erkennt, daß auch eine große Resektion in ein nahrungsphysiologisches Gleichgewicht gebracht werden kann.

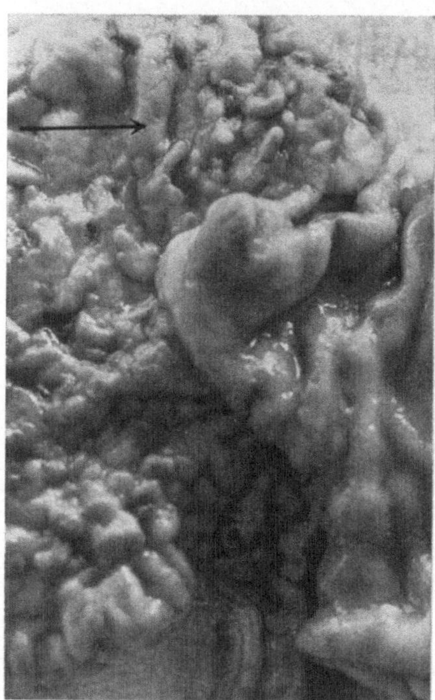

Abb. 46. Fall 11. Resektionspräparat. Der Geschwürgrund ist mit kleinen Wärzchen und papillomatösen Wucherungen überdeckt.

Die Abb. 45 zeigt, daß die Anastomose end to side gemacht wurde. Unsere Erfahrungen zeigten, daß es von Vorteil ist, den Colonblindsack, der bei der Anastomose resultiert, so klein als möglich zu machen. Röntgenkontrollen operierter Fälle mit größerem Blindsack zeigten, daß die Eigenperistaltik dieses Blindsackes nicht genügend ist, um den dorthin durch Rückstauung usw. gelangenden Darminhalt wieder herauszubefördern. Wir konnten den Bariumbrei im Blindsack bis 5 Tage nach der Verabreichung beobachten. Da wir in einem nach der Resektion nach längerer Zeit zur Sektion gekommenen Fall in diesem Blindsack eingedickten Kot und dadurch bedingte Reizung, Entzündung und dekubitale Reaktion der entsprechenden Darmwand sahen, wurde bei weiteren Eingriffen der Colonblindsack womöglich vermieden. Sicher können Beschwerden und auch objektive Symptome nach einer technisch ansonsten einwandfrei durchgeführten Resektion bei Abwesenheit von Verdachtsmomenten auf spezifische Darmrezidiven auf chronische Entzündung dieses Blindsackes zurückgeführt werden.

Der zweite Fall (Fall 11) zeigt aber, daß der Röntgenbestrahlung auch ohne Resektion des Ileocaecums Bedeutung bei der Beeinflussung des Prozesses beigemessen werden muß. Ein Fall mit linksseitiger, kleinkavernöser Lungentuberkulose sollte wegen beginnender, nicht sehr ausgedehnter Darmtuberkulose zur Resektion kommen. Bei der Laparotomie zeigte es sich, daß neben dem tastbaren Darmbefund auch eine dichte, frischere Aussaat auf der Darmserosa und am Peritoneum vorlag. Das häufige Vorkommen von frischen Serosaaussaaten eben bei beginnenden

Darmprozessen wurde schon erwähnt. Aus technischen Gründen: Risiko der Darmnaht im Aussaatgebiet, wurde von der Resektion Abstand genommen und der Patient vorerst nur röntgenbestrahlt. Nach der Verabreichung von vier Serien wurde nunmehr abermals zur Resektion geschritten, die Röntgenkontrolle des Darmbefundes zeigte ein ausdehnungsmäßiges Stillstehen des Prozesses mit regelmäßigeren Kon-

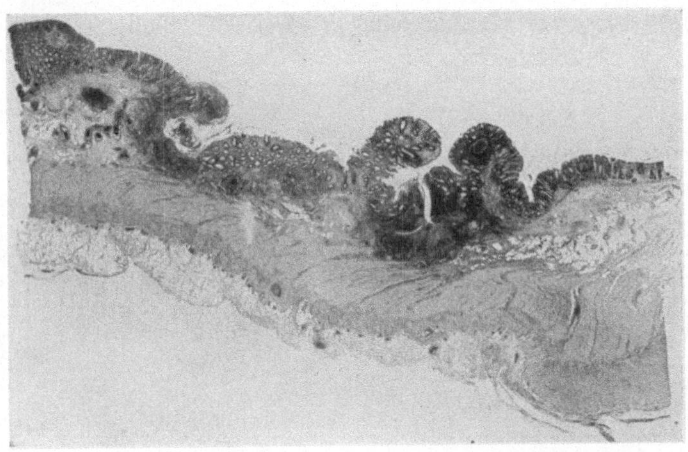

Abb. 47. Fall 11. Histologisches Präparat aus Abb. 46. Das Geschwür zeigt starke fibröse Reaktion. Die Wärzchen bestehen aus regenerierter, unregelmäßiges Drüsengewebe aufzeigender Mukosa. Die Geschwürfläche erscheint dadurch epithelisiert, Drüsengewebe wächst in das ehemalige Geschwürgebiet ein (Lupenvergrößerung).

turen, den Rückgang eines vorher sehr ausgeprägten Füllungsdefektes. Der unveränderte, kleinkavernöse Lungenbefund machte eine plastische Operation notwendig, darum mußte trotz der röntgenologischen Besserung zur Resektion geschritten werden, die Gefahr einer Überempfindlichkeitsreaktion des spezifischen Gewebes des Darmprozesses in der Form der Exazerbation auf den Reiz des bei der Plastik ausgeschwemmten Antigens ließ hier Vorsicht obwalten. Die Resektion zeigte nunmehr eine befundlose, glatte Darmserosa, die anatomische Kontrolle des Resektionsstückes (Abb. 46), eine papillomatös-polypöse Reaktion der Schleimhaut, die winzigen Wärzchen überdecken gleichsam den Geschwürgrund und hüllen noch vorhandene restliche offene Geschwürflächen ein (Abb. 47). Die Patientin hatte nach der Operation keinerlei Schwierigkeiten von seiten des Darmes (reseziert wurden 30 cm Ileum und das Aszendens bis zur Flexura hepatica, überall Geschwüre, überdeckt mit den beschriebenen polypösen Wucherungen) eine Monaldidrainage der nußgroßen Kaverne ließ diese nach längerer, ein Jahr dauernder Behandlung soweit verschwinden, daß sie im Schichtbild nicht mehr nachweisbar war. Die Patientin ist nach Bericht immer wohlauf und arbeitet.

Einen dritten Fall (Fall 12) einer Resektion, der eine in drei Serien verabfolgte Röntgenbestrahlung vorausgegangen ist, zeigt die Abb. 48. Die polypöse Reaktion ist besonders im Caecum markant, aber auch an den weniger zahlreichen und ausgedehnten Geschwüren des Aszendens nachweisbar. Es ist sozusagen keine makroskopisch offene Geschwürfläche mehr vorhanden, alles ist überwuchert von der papillomatös-polypösen Reaktion (Abb. 49). Aus der Lage der Muskularis streben fibrilläre Bindegewebezüge zur Darmoberfläche, dazwischen findet man nur Reste

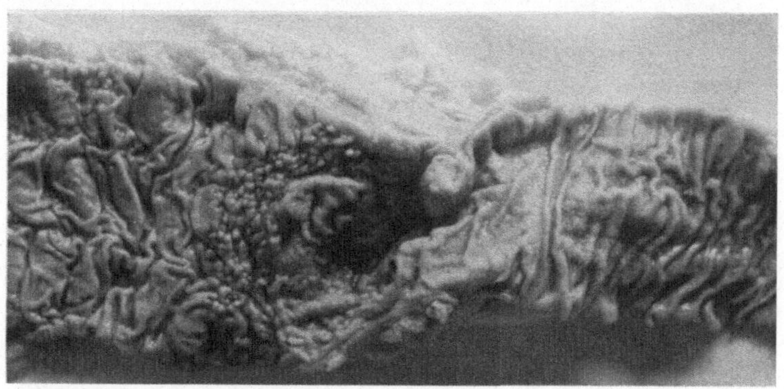

Abb. 48. Fall 12. Resektionspräparat. Fast die ganze Caecumfläche mit Wärzchen übersät. Keine offene Geschwürfläche.

epitheloider und runder Zellen, aber auch fibröse Tuberkeln. Der geschwürige, ursprüngliche Charakter des Prozesses ist gänzlich verändert worden.

Die entsprechenden Röntgenbilder zeigen die Abb. 50 und 51, die erstere Abbildung den Zustand vor dem Beginn der Röntgenbestrahlung, das zweite den Zustand nach ihrem Abschluß, nach Verabfolgung der dritten Serie und vor der Resektion. Man sieht in Abb. 50 die starren, haustrationslosen Konturen des Caecums und Aszendens, zahlreiche runde Auflagerungen, Reste des Kontrastmittels deuten auf Geschwüre. Im durch Kontrasteinlauf gewonnenen Bild zeichnet sich das terminale Ileum nicht ab, das Transversum zeigt ausgeprägte Irritation. Der Zustand auf der Abb. 51 ist wesentlich besser. Die Starre des Caecums und des Aszendens ist geschwunden, die Ulzeration zurückgegangen, eine Haustration deutet sich an, ebenfalls ein Schleimhautrelief dieser Partien. Man wähnt die papillomatös-polypöse Reaktion der Schleimhaut zu erkennen. Auch das Füllungsbild des oberen Aszendens und Transversum ist besser, die Irritation besteht wohl noch, ist aber wesentlich zurückgegangen.

Dieser Fall ist übrigens in verschiedener Hinsicht bemerkenswert. Die Krankheit begann ziemlich akut unter Vorherrschen infiltrativer, exsudativer Erscheinungen mit frühem Zerfall in den Lungen, wenigstens soweit man dies aus den vorgelegenen klinischen Zeichen folgern konnte, wie aus dem Lungenröntgenbild, der Senkung, dem Blutstatus und der hohen Temperatur. Es gelang also, mit Hilfe der Röntgenbestrahlung den ursprünglich einheitlichen (die spätere histologische Untersuchung des Darmes zeugt davon in der Analyse der Veränderungen) pathomorpho-

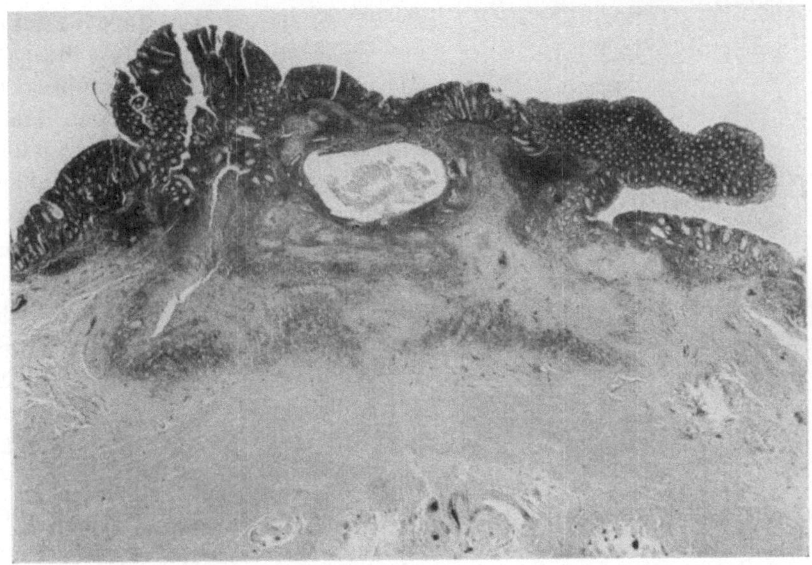

Abb. 49. Fall 12. Histologisches Präparat aus Abb. 48. Das ursprüngliche Geschwür ist in der submukösen, verdickten, bindegewebigen Zwischenschicht an Resten von Epitheloidzellen- und Lymphozytenwällen erkennbar. An mehreren Stellen Riesenzellen. Neugebildete, unregelmäßig gebaute Schleimhaut mit Resten der ursprünglichen Mukosa. Zyste (50×).

logischen Charakter des Gesamtprozesses zu spalten, im Darm eine sekundär fibrös-proliferative Reaktion, die den älteren Läsionen aufgepfropft erscheint, als nun vorherrschenden Reaktionstyp einzuleiten. Indessen bleibt der Lungenprozeß weiterhin unbeeinflußt, erst infiltrativ, dann exsudativ-verkäsend verlaufend, bis zum zeitlich nicht sehr entfernten, leider nicht in der Heilstätte erfolgten Tode.

Kann man hier den raschen, unheilvollen Ablauf oder überhaupt auch schon das unvermittelte Auftreten der bösartigen, rasch verlaufenden Lungen- und Darmphthise mit einer ursprünglich vorhandenen Widerstandslosigkeit im Sinne Br. L a n g e s erklären? Das anatomische Bild des Darmes nach der Röntgenbestrahlung zeigt doch, daß die Möglichkeit der Änderung des anatomischen Reaktionscharakters des Prozesses vorhanden gewesen war? Warum änderte er sich nicht auch in den Lungen im gleichen Sinne und welche

Umstände verhinderten es überhaupt, daß es spontan zu einem für den Organismus günstigen Umschwung der Reizantwort gekommen ist? Wenn man eine Betrachtungsweise anwendet, die das Geschehen im Gesamtorganismus berücksichtigt, so können auch hier wieder die Erkenntnisse von Bieling und Schwartz bezüglich der Änderung der spezifischen Empfindlichkeit gegenüber des Tuberkelantigens in Verbindung mit Anschauungen der Rickerschen Schule (besonders Kalbfleisch) tiefere Einsicht bringen. Als unspezifische Reiztherapie, die ihrem Wesen nach selektiv am Krankheitsort angreifen kann, hat letzten Endes auch die Röntgenbestrahlung nur die Möglichkeit, über den Weg der Änderung der lokalen Empfindlichkeit zu wirken. Diese Tatsache scheint sich auch beim vorliegenden Fall auszuwirken. Entweder wirken die Strahlen so, daß es primär zu einer Herabsetzung der den infiltrativ-exsudativen, verkäsungsbereiten Vorgängen zugrunde liegenden Überempfindlichkeit kommt (wobei der Mechanismus dieses Vorganges, in seinen Einzelheiten noch unklar, wohl in einer direkten Beeinflussung des Nerven- und Zellgeschehens durch das Substrat der Röntgenstrahlen bestehen kann),

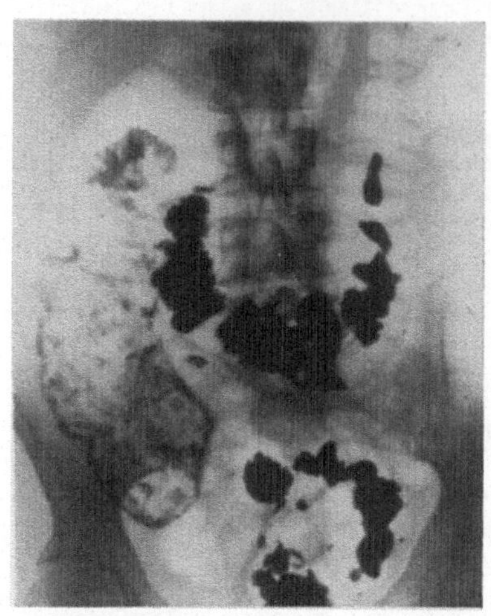

Abb. 50. Fall 12. Röntgenbefund des Darmes vor der Bestrahlung. Kontrasteinlauf. Das gesamte Caecum und Aszendens ist dilatiert und zeigt haustrationslose, starre, angenagte Wände mit zahlreichen, auf Geschwüre hinweisenden Auflagerungen und Reste von Kontrastmittel. Reizungszustand im Transversum.

welcher Vorgang dann das Abflauen der Infiltration und Exsudation bedingen und das Auftreten von sekundär proliferativen Reaktionen ermöglichen würde (Kalbfleisch). Oder aber führt der zusätzliche Reiz der Bestrahlung die im Gange befindlichen Reaktionen des Darmgewebes erst zur vollen Entfaltung und zum im Tierversuch beobachtbaren Umschwung der prospektiven Tendenz des Krankheitsgeschehens: zur Abkapselung, Ausstoßung nekrotischer Massen, zur Reparation. Dies führt dann zu den in unserem Fall beobachtbaren exzessiven, fibrös-proliferativen Reaktionen, die ihren Ursprung wohl aus denjenigen giesonroten Fasern nehmen, die Schwartz in der Reparationsphase seiner Schocktiere beobachten konnte und die ich in analogen, Überempfindlichkeitserscheinungen aufweisenden menschlichen Lungen- und Darmpräparaten sah. Der Reichtum an diesen giesonroten Fasern in der Submukosa dieses Falles war auffallend. Ähnliche Bilder sah ich schon früher bei analogen Darmfällen, nur war der

Reichtum an diesen Fasern in den schon älteren Veränderungen nie so ausgesprochen, um sie mit großer Sicherheit als mit Überempfindlichkeitsreaktionen zusammenhängend zu erklären und in ihren nicht nur obligate Reparationsvorgänge zu sehen. Deshalb wurde die Erscheinung der giesonroten Fasern S c h w a r t z s dort nicht besprochen, hier scheint mir nun der Fall vorzuliegen, dessen histologische Analyse und Lage die Einordnung dieser Fasern in das von S c h w a r t z beschriebene Bild ermöglichen. Die Regenerierung von Drüsenepithel, die zuweilen bizarre Formen annimmt und der früher geschwürigen Fläche unseres Falles ein zottiges Aussehen gibt, ist meiner Meinung nach ein „post hoc" und kein „propter hoc", hängt also direkt mit dem Ablauf und der Form der Überempfindlichkeitsreaktion nicht zusammen, sie folgt ihr nur zeitlich nach. Sie ist insbesondere nicht dem von S c h w a r t z zuerst beobachteten und auch von mir bestätigten Einwachsen von epithelähnlichen Säumen in die Lungenalveolen, die die nekrotischen Massen gleichsam abgrenzend umfassen, von der Alveolenwand trennen und so ihren Abtransport vorbereiten, an die Seite zu stellen.

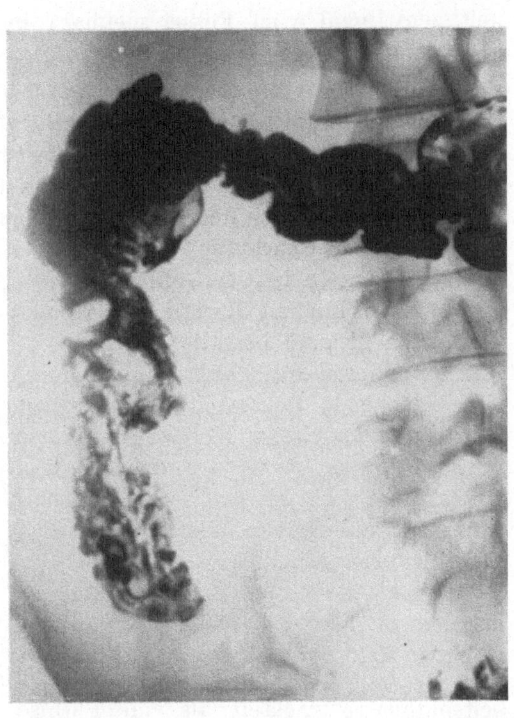

Abb. 51. Fall 12. Röntgenbefund nach Beendigung der dritten Bestrahlungsserie. Kontrasteinlauf. Caecum und Aszendens zeigen noch unregelmäßige Wände, aber keine Starre mehr, es sind Kontraktionswellen nachweisbar. Kein regelmäßiges Schleimhautrelief, die auf Geschwürbildung hinweisenden Kontrastreste und Auflagerungen sind nicht zu sehen. Der ganze Eindruck ist sozusagen geschmeidiger. Weitgehende Besserung des Reizungszustandes im Transversum.

Warum unterblieb nun die Änderung des Reaktionscharakters in den Lungen? Warum verschlechterte sich dieser vom infiltrativ-exsudativen zum exsudativ-verkäsenden, zerfallenden Charakter? Auch hier sind zwei Antworten möglich. Einmal kann angenommen werden, daß der lokale, nur dem Darmbefund zugedachte und topisch auch nur zukommende Reiz der Bestrahlung tatsächlich auch nur örtlich zur Auswirkung

kam, sei es durch örtliche Desensibilisierung oder durch nur örtliche Entladung einer provozierten Überempfindlichkeitsreaktion mit günstigen
Folgen für das örtliche Geschehen, ohne Beeinflussung der Vorgänge in-
der Lunge. Es ist ja bekannt, daß der Zustand der Höhe der spezifischen
Empfindlichkeit örtlich verschieden sein kann, man kann nicht immer
generell von einer für den ganzen Körper geltenden Höhe der Empfind-
lichkeit sprechen. Es ist auch bekannt, daß die spezifische Empfindlichkeit zentrifugal vom Fokus meßbar abnimmt. Die Vorgänge in der
Lunge gingen ihren eigenen Weg, der ursprünglich vielleicht auch im
Darm beschritten worden wäre. Die breiten, bei der histologischen
Untersuchung wohl schon mit Regenerationen überwucherten, aber noch
sicher identifizierbaren ursprünglichen Geschwürgründe zeugen davon.
Wahrscheinlich wird die Parallelität des ursprünglichen Geschehens in
Lunge und Darm auch durch die im großen und ganzen gültige Beobach-
tung, daß der Charakter der Prozesse in diesen zwei Organsystemen
meist gleichartig ist. Obwohl man von dieser Regel Ausnahmen fest-
stellen kann, können die auf G l a t z und P h o t a k i s zurückgehenden
Annahmen generell bestätigt werden.

Zum anderen Mal könnte angenommen werden, daß der an und für
sich bestehende Überempfindlichkeitszustand in der Lunge durch den
Reiz der eingeleiteten Kollapstherapie in Form eines subtotalen Pneus
noch so gesteigert wurde, daß überschießende Reaktionen provoziert
wurden, die dann zu flächiger Verkäsung des Überempfindlichkeitsinfil-
trates mit allen seinen deletären Folgen führte (vielleicht durch die von
H a g e r postulierten Blutungen, die ich mit anderen Autoren, wie z. B.
P a g e l, auch als Überempfindlichkeitsreaktionen ansehe?). Es sei nochmals darauf hingewiesen, daß wir diesen Fall auf Grund der schon erwähnten Kriterien seiner Erscheinungsformen als eine Überempfindlich-
keitsphthise betrachten, als eine Phthise also, bei der überschießende
Reaktionen des überempfindlich gewordenen Gewebes im Vordergrund
stehen. Für diese Überempfindlichkeit spricht auch die Höhe des
Tuberkulinhautempfindlichkeitstiters des Falles von 10^{-12} nach Mantoux
getestet. Auf jeden Fall zeigt der Fall 12 außer seinem theoretischen
Interesse, daß die Röntgenbestrahlung des tuberkulösen Darmes nicht
nur adjuvierende, einen spontan einsetzenden Heilungsprozeß unter-
stützende, sondern auch eine den ursprünglichen Charakter des pathologischen Vorganges gleichsam gewaltsam abändernde Wirkung haben
kann. Die Notwendigkeit ihrer weiteren Erprobung in geeigneten Fällen
unter Berücksichtigung aller Vorsichtsmaßnahmen und kritischer Auswertung des Beobachtungsgutes scheint mir auf der Hand zu liegen.

Ich konnte in der Literatur nur die von B a c m e i s t e r und R i c k-
m a n n gezeigten Bilder des histologischen Effektes der Röntgenbestrahlung bei Tuberkulose feststellen. Der erste Autor zeigt als Testobjekt eine

tuberkulös infizierte Kaninchenlunge im Vergleich mit zugleich infizierten, nicht röntgenbestrahlten Tieren, der zweite Autor Epiglottisexzisionen vor und nach Bestrahlung. Beide Bilder zeigen nach der Bestrahlung bindegewebige Wucherung mit Verlust des spezifischen Gepräges. Da nur mit Hämatoxylin-Eosin gefärbte Schnitte gezeigt werden, kann hier über das Verhalten der giesonroten Fasern nichts Weiteres gesagt werden.

Wir sehen, daß der Röntgenbestrahlung der Darmtuberkulose objektive Befunde als Legitimierung eines angenommenen Heileffektes wohl unterlegt werden können. Dies ist für uns um so bemerkenswerter, als wir, entgegen mancher Stimmen der Fachliteratur (P a r t e n h e i m e r, R o t h e r, K l o p s t o c k, S a l k i n, Lit. bei R o t h e r) vom Pneumoperitoneum wohl vorübergehende subjektive Erleichterungen, nie aber eine objektive Wendung zur Besserung, die sich wenigstens im Röntgenbilde hätte zeigen sollen, gesehen haben.

Wir beziehen also die festgestellte üppige polypöse Wucherung der Schleimhaut auf die Wirkung der Röntgenstrahlen. Es muß aber bemerkt werden, daß nach S i e g m u n d frühzeitige Drüsenwucherungen am Geschwürrand bei vom Anfang an chronisch verlaufenden Darmprozessen häufig feststellbar sind, diese Wucherungen stellen in manchen Fällen spontane Frühreaktionen dar. Ich glaube aber nicht, daß für unsere bestrahlten und anatomisch kontrollierten Fälle die festgestellte Wucherung als Spontanreaktion betrachtet werden kann: Dazu ist einmal die ganze Anlage des Lungen- und Darmprozesses des ersten und dritten Falles zu akut, das andere Mal ist der festgestellte und beobachtete Verlauf zu rasch gewesen, um spontan sich entwickelnde, ausgedehntere, erfolgreich abgrenzende Wucherungsprozesse erwarten zu können.

Die übrige konservative Therapie der Darmtuberkulose, soweit diese den Rahmen der üblichen roborierenden, den Allgemeinzustand hebenden Therapie überschreiten sollte, kam bei uns nicht in Anwendung. Der Versuch einer chemotherapeutischen Beeinflussung der Darmtuberkulose mit Rubrophen (Guazocid), mit dem wir bei der Behandlung von Knochen-, Gelenks- und Lymphknotentuberkulosen augenscheinliche Erfolge erzielt haben und auf dessen günstige Beeinflussung gewisser extrapulmonaler Tuberkulosen P a r t e n h e i m e r (unter der Leitung von D i e h l) hingewiesen hat, kam aus dem Stadium der ersten Tastungen nicht hinaus.

Aus der Tabelle 8 geht hervor, daß insgesamt 92 von 157 röntgenologisch festgestellten und später zum Teil auch anatomisch verifizierten Darmtuberkulosen ausschließlich der Röntgenbestrahlung zugeführt wurden. Von diesen starben 61 (66%) an ihrer Phthise, nach zwei Jahren lebten noch 31 (41%). Aus dieser Tabelle würde sich für den ersten Blick ein klares Überwiegen der trotz Röntgenbestrahlung Verstorbenen ergeben, die nähere Zergliederung dieser Zahl läßt aber den günstigen Einfluß der Bestrahlung auf den Darmprozeß doch klarer hervortreten. Bei den 61 Verstorbenen standen Darmsymptome bei 22 (36%) im Vordergrund, bei 27 (44%) war der Darmbefund schwerer zu bewerten als der Lungenbefund, eine ausgedehnte Ileocaecaltuberkulose, die die Ausdehnung von Ultima ilei bis maximal unteres Drittel des Colon ascendens überschritt, bestand 45mal (74%). Bei den 44 Überlebenden waren die entsprechenden Prozentsätze 30%, 24% und 18%. Es geht also daraus die zu erwartende Tatsache hervor, daß die lokalisierte Darmtuberkulose für die Röntgenbestrahlung eine günstigere Erfolgschance bietet wie die ausgedehnteren Befunde. Wenn man röntgenologisch und klinisch womöglich gleichgeartete Fälle diesbezüglich vergleicht, so kommt man zu folgenden Schlüssen und Verhältniszahlen: Von 42 vergleichbaren Fällen, deren Lungenbefund langsam progredient war und die kollapstherapiefähig waren und deren Darmbefund das Gebiet unterstes Ileum bis Flexura hepatica nicht überschritt, aber Aktivitäts- und Progressionszeichen aufwies, die diejenigen von seiten der Lunge überwogen, wurden 24 bestrahlt, 18 nicht bestrahlt. Von den 24 überlebten 14 (58%), von den Nichtbestrahlten 7 (39%). Bei der Sektion konnten bei allen Gestorbenen frische Darmgeschwüre, also eine progrediente Darmtuberkulose festgestellt werden. Von den 10 Verstorbenen der ersten Gruppe standen Darmsymptome bei 3, von den 11 Verstorbenen der zweiten Gruppe bei 6 im Vordergrund, 30 bzw. 54%, obwohl das Hervortreten der Darmtuberkulose dem Lungenprozeß gegenüber vor der Bestrahlung der ersten Gruppe praktisch gleich war: 39 und 41%. Danach, soweit man aus den kleinen Zahlen schließen kann, verbesserten sich die Darmbefunde der bestrahlten Gruppe, die der nichtbestrahlten aber verschlechterten sich. Diese Überlegungen rufen unserer Meinung nach auf zur erhöhten Anwendung der Röntgenbestrahlung bei lokalisierten Darmtuberkulosen und zur Kontrolle der hier mitgeteilten Zahlen als Hinweise auf den Erfolg der Röntgenbestrahlung. Es wird besonders der Prozentsatz der spontanen Regressionen bzw. spontanen klinischen Heilungen festgestellt werden müssen, um diese Zahl von der Regressionshäufigkeit der Bestrahlten in Abzug zu bringen. Tisell fand unter seinen 86 röntgenpositiven Fällen 7 Besserungen bzw. Stationärbleiben des Röntgenbefundes, das sind rund 9% unseren 27% gegenüber. Bei einer fallweisen Anwendung von Bogenlichtbestrahlung, vitaminreicher Kost und Kalzium läßt der Autor die Frage offen, ob seine Regressionen nicht doch eher als spontane Reaktionen zu werten sind. Die Feststellung des tatsächlichen Sachverhaltes ist für das Problem der Darmtuberkulose ohne Zweifel von überragender Wichtigkeit.

V. Besondere klinische Formen der Darmtuberkulose.

1. Über mit geschwüriger Darmtuberkulose frühzeitig komplizierte akute, infiltrative, bösartige Lungenphthisen.

In der Medizin kann man oft beobachten, daß ein vor Generationen gewonnenes Beobachtungsgut als fester Bestandteil der offiziellen Lehrmeinung, die an weitere Generationen weitergegeben wird, stillschweigend akzeptiert mitgenommen wird, ohne daß die Notwendigkeit gegeben erscheint, die Richtigkeit dieser ursprünglichen Beobachtung und noch mehr ihre weitgehende, im Kurs seiende Verallgemeinerung kritisch zu prüfen. So werden aus einer unvollkommenen, vor langer Zeit erfolgten Verallgemeinerung einer an und für sich richtigen Teilbeobachtung Schlüsse diagnostischer und therapeutischer Art gezogen und die einmal auf Grund sich häufender Unstimmigkeiten zwischen Folgerung aus „axiomatischen" Prämissen und tatsächlicher, kritischer Beobachtung erzwungene Kontrolle deckt sehr oft überraschend auf, daß die ganze Zeit auf einem Grund gebaut wurde, der aber gar nicht als tragfähig zu bezeichnen ist. Ein solches, fast schon traditionsmäßig verankertes und weitergegebenes Gedankengut innerhalb der Phthiseologie ist die Ansicht, daß die geschwürige Darmtuberkulose zur Lungentuberkulose immer sekundär, von ihr sputogen verursacht zu einem späten Termin des Ablaufes der Phthise hinzutritt und so meist lediglich die terminale Komplikation dieser darstellt, die man im Anfangsstadium kaum zu erwarten hat. Eine andere, hieher gehörige, ähnlich tradierte und konservierte Meinung ist die, daß die geschwürige Darmtuberkulose sputogen verursacht ist und daß die hämatogene Darmtuberkulose unter dem Bild des sogenannten ileocaecalen Tumors in Erscheinung tritt. In diesem Kapitel soll uns das Verhältnis des zeitlichen Zusammenhanges im Auftreten der Lungen- und Darmphthise in durch gewisse Besonderheiten charakterisierten Fällen beschäftigen. Einzelne Stimmen aus der Literatur, besonders aus dem ein sehr großes Material statistisch erfassenden amerikanischen Schrifttum (L. B r o w n, B r o c k und S a m p s o n, B r o c k und G i l b e r t, K l i n e, W i l l i a m s) wiesen schon früher darauf hin, daß man Darmtuberkulosen, wohl in geringem Prozentsatz um 1% herum, bei so beginnenden, wenig fortgeschrittenen Lungentuberkulosen vorhanden vorfindet, daß man, wenn auch nicht das zeitlich frühere Entstehen der Darmtuberkulose, so doch wenigstens ihr praktisch gleichzeitiges Enstehen mit ihr annehmen müßte. Es gibt auch Autoren, wie z. B. M. J. S t e w a r t, die der Ansicht sind, daß die Darmtuberkulose in der Regel vor der Lungenphthise beginnt.

Es wird Ärzten, die ein größeres Krankengut überblicken können, schon sicherlich aufgefallen sein, daß mitunter Patienten in ihre Behandlung kommen, deren schwer alterierter Gesamtzustand in keinem Verhältnis zum festgestellten, wohl ernst zu wertenden, aber doch eben beginnenden und noch lokalisierten Lungenprozeß zu stehen scheint. Bei diesen Kranken kann dann weder konservativ noch durch eine mechanisch anscheinend voll wirksame Pneumothoraxtherapie eine Besserung erzielt werden, die Kranken schwinden unter den Händen des Arztes dahin trotz der angewendeten Mühe und Sorgfalt, bei einer von Fall zu Fall vorgenommenen Sektion wird dann, meist als Nebenbefund gewertet, eine Darmtuberkulose überraschend aufgedeckt, deren Ausdehnung bei ihrer Symptomlosigkeit befremdet und die kausal meist nicht in die genetische Analyse des Gesamtfalles hineinbezogen wird. So hinterbleibt beim Arzt meist nur das unangenehme und bedrückende Gefühl, machtlos einem schicksalsmäßig katastrophal angelegten Fall gegenüberzustehen, welches Gefühl noch durch das intellektuelle Unbehagen, das jedes unverständliche, uns entgegentretende, unseren Lösungsversuchen spottende Naturereignis verursacht, nur vertieft wird. Im folgenden wollen wir die kausale Einordnung dieser Fälle in das tuberkulöse Gesamtgeschehen versuchen.

T i s e l l konnte unter 80 Fällen siebenmal beobachten, daß die Darmtuberkulose früher Symptome machte wie der Lungenprozeß. Davon waren vier Fälle von akutem, kurzem Verlauf, mit schwerem Darm- und käsigem, rasch fortscheitendem Lungenbefund, drei hatten einen chronischen, längerwährenden Verlauf. Von diesen endeten ebenfalls zwei tödlich, bei einem Fall mit wenig ausgedehnter, geschlossener Lungentuberkulose und röntgenologisch lokalisiertem Darmbefund trat klinische Heilung ein, der pathologische Röntgenbefund im Darm verschwand. Auf Grund dieses Umstandes wird bei diesem Fall auch eine andere Ätiologie der nur röntgenologisch beobachteten Darmveränderungen zugelassen.

Im ganzen findet T i s e l l 32,5% Darmtuberkulosen innerhalb von sechs Monaten und 55% innerhalb eines Jahres nach dem klinischen Beginn des Lungenprozesses manifest werden, er findet dreimal so häufig Darmtuberkulosen mit vorwiegend exsudativen Lungenprozessen als mit vorwiegend produktiven vergesellschaftet. Es ist selbstverständlich, daß der Ablauf der exsudativen Prozesse rascher ist als der der produktiven. Es ist interessant zu bemerken, daß T i s e l l eine abnehmende Häufigkeit an Darmtuberkulosen mit sich vergrößerndem Intervall seit Beginn der Lungenphthise findet: 51,8% Darmtuberkulosen bei einer Darmuntersuchung innerhalb eines Jahres, 40,4% bei der Untersuchung nach einem Jahr und 30% nach vier Jahren seit Beginn der Lungentuberkulose. Es scheint auf Grund dieser Zusammenstellung, als ob die Chancen, an einer Darmtuberkulose zu erkranken, mit der Dauer der Lungentuberkulose geringer würden. In dieser Form ist aber dieser Schluß eine optische Täuschung und erklärt sich daraus, daß T i s e l l seine Fälle statistisch ohne Rücksicht auf den anatomischen Charakter des Lungenprozesses verwendet, er muß deshalb erweitert werden. Da ceteris paribus die Dauer einer Phthise eine Funktion des anatomischen Charakters dieser ist bzw. da der anatomische Charakter des Lungenprozesses die Dauer der Gesamterkrankung in gewissen Grenzen direkt bestimmt und da es als erwiesen betrachtet werden kann, daß exsudative, rasch verlaufende Phthisen häufiger mit einer Darmtuberkulose vergesellschaftet sind als die produktiven und zirrhotischen, langsam verlaufenden Fälle, ist es klar, daß man beim über vier Jahre dauernden, meist produktiv-zirrhotischen Lungenprozeß weniger Darmabsiedlungen vorfinden wird als beim exsudativen. Auf weitere Einschränkungen, die bei den exsudativen Schüben dieser chronischen gemischten Zirrhosen zu machen sind, wird später hingewiesen werden. Eine noch eindrucksvollere Sprache sprechen Feststellungen, die das Auftreten der Darmtuberkulose bei exsudativen Schüben, Verschlechterungen von bisher chronisch verlaufenden Phthisen untersuchen, d. h. die der Feststellung von M ü l l e r Rechnung tragen, daß die größte Ausbeute an Darmtuberkulose eben bei diesen „Dekompensationen" alter, bisnun „kompensierter", produktiv-zirrhotischer Prozesse zu finden sei.

Mein diesbezügliches Material repräsentiert sich in den folgenden Tabellen, wobei ich zum Teil die von T i s e l l, zum Teil die von M ü l l e r zugrunde gelegten Einteilungen verwende.

Tabelle 4.

Darmsymptome treten auf vor den Lungensymptomen	4	
bis 6 Monate , ...	21	Intervall < 6 Monate: $25 = 29\%$
bis 1 Jahr	17	< 1 Jahr: $42 = 49\%$
bis 2 Jahre	21	> 1 Jahr: $43 = 52\%$
über 4 Jahre nach dem Auftreten der Lungensymptome	7	
Gesamtzahl . . .	85	

Untersuchen wir die Zusammenhänge zwischen der Häufigkeit der Darmtuberkulose in Abhängigkeit vom anatomischen Charakter des Lungenprozesses, so geben 230 Sektionen bei Lungenphthisen folgendes Bild (Tabelle 5):

Tabelle 5.

	Total	Darmtbc.	%
Rein infiltrativer, exsudativ-käsiger Lungenprozeß	22	18	81
Exsudativ-käsige Exazerbation alter gemischter Prozesse	97	87	90
Produktiv-zirrhotische Lungenprozesse .	89 — 111 —	53 — 57 —	60 — 51 —
Hämatogene Lungenprozesse	22	4	16
	230	162	70,5

Die Verteilung der verschiedenen Darmtuberkulosen auf die einzelnen Gruppen der anatomischen Formen der Lungentuberkulose, die sie begleiteten, zeigt nach Gesichtspunkten M ü l l e r s gruppiert die folgende Tabelle 6.

Tabelle 6.

Summe: 162	Exsudativ	Exsudativ-produktiv	Exsudative Exazerbation alter Prozesse	Produktiv	Produktiv zirrhotisch	Zirrhotisch
darunter leichte Darmtbc.: $58 = 36\%$ . .	$6 = 10\%$	$3 = 5\%$	$22 = 38\%$	$10 = 17\%$	$3 = 5\%$	$14 = 24\%$
mittl Darmtbc.: $49 = 30\%$ . .	$5 = 10\%$	$4 = 8\%$	$25 = 51\%$	$5 = 10\%$	$7 = 14\%$	$3 = 6\%$
schwere Darmtbc.: $55 = 34\%$ . .	$7 = 13\%$	$6 = 11\%$	$27 = 49\%$	$5 = 9\%$	$4 = 7\%$	$6 = 11\%$

Die gewonnenen Zahlenwerte stimmen mit denjenigen von M ü l l e r, die aus einem größeren Material, als unseres ist, gewonnen wurden, gut überein.

Wie ersichtlich, deckt sich mein Material bezüglich des Auftretens der Darmtuberkulose in ihrem zeitlichen Verhältnis zum klinischen Beginn der Lungentuberkulose ebenfalls gut mit den Werten von T i s e l l. Die Abhängigkeit der Darmtuberkulose vom anatomischen Charakter des Lungenprozesses untersuchte ich unter von denjenigen T i s e l l s unterschiedlichen Gesichtspunkten, indem ich größeren Wert auf die Abtrennung der rein exsudativ-infiltrativen, verkäsenden Prozesse von den gemischten legte und bei diesen Wert legte auf die Herausdifferenzierung von nachweisbaren exsudativ-käsigen Aufpfropfungen, Exazerbationen auf nachweislich längere Zeit stationäre, produktiv-zirrhotische Abläufe im Sinne M ü l l e r s. Dabei blieben in der dritten Gruppe der Tabelle 5 nur diejenigen produktiv-zirrhotischen Prozesse zurück, bei denen Infiltrationen bzw. Verkäsungen höchstens eine für den Gesamtablauf belang-

lose, ausdehnungsmäßig sehr beschränkte Nebenbefunde älteren Datums darstellten und abgekapselt, bindegewebig umschlossen waren. Sie waren sozusagen vom aktiven Schauplatz des Geschehens isoliert. In dieser Gruppe trat der Tod als der sogenannte sekundäre Phthisetod auf: Hämoptoe, Versagen des Kreislaufes, Meningitis und interkurrente Krankheiten. Es zeigt sich nun tatsächlich, daß die exsudativen „Dekompensationen" alter Lungentuberkulosen am meisten mit einer Darmtuberkulose vergesellschaftet sind, dann fast im gleichen Ausmaße mit der rasch verlaufenden,

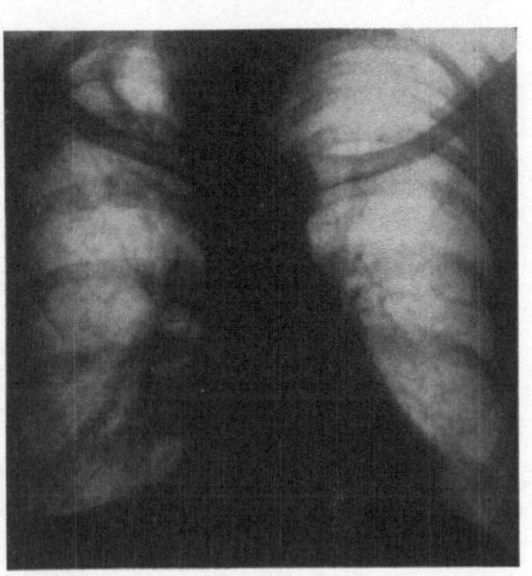

Abb. 52. Fall 13. Lungenbefund: Beiderseits, besonders rechts vermehrte Gefäßzeichnung. In der rechten Spitze medial gelegene, taubeneigroße Kaverne.

rasch und ausgedehnt verkäsenden exsudativen Lungenphthise und am wenigsten mit stationären Zirrhosen. Bei diesen scheint auf Grund anatomischer Kriterien der Darmbefund, sofern er vorhanden ist, auch seit längerer Zeit ebenfalls stationär vorzuliegen, er ist vermutlich das Resultat einer vor geraumer Zeit erfolgten, später vom Organismus wieder überwundenen „Dekompensation". Verkäsungen, die man bei diesen Fällen in der Lunge vorfindet, waren zumindestens im überwiegenden Teil der Beobachtungen bindegewebig abgekapselt, was man auch als eine neuerliche „Kompensierung" einer einmal stattgefundenen, wahrscheinlich den Darmbefund damals bedingenden „Dekompensation" deuten kann. Bei diesen Fällen zeigt auch die histologische Analyse der Darmveränderungen, ganz im Sinne von G l a t z, daß neuere, käsige Prozesse älteren Veränderungen fast überhaupt nicht aufsitzen, es finden sich im großen Ausmaße reparative, regressive Vorgänge an ihnen.

Auf Grund dieser statistischen Untersuchungen wird man also bei von vornherein exsudativ angelegten Lungenprozessen und bei exsudativen Exazerbationen alter Prozesse auch in ihren Anfangsstadien mit einer sehr hohen Wahrscheinlichkeit damit zu rechnen haben, daß sich eine geschwürige Darmtuberkulose recht bald hinzugesellt. Die Bedeutung dieses Ereignisses ist klar, das ohne aktives Eingreifen unabwendbare, nur noch zeitlich hinausschiebbare Ende zeichnet sich deutlich am Horizont des Krankheitsgeschehens ab. Von der Voraussicht des behandelnden Arztes hängt nunmehr sehr oft das Schicksal des Kranken ab, nämlich, ob er eingedenk dieser Komplikationsmöglichkeit die Darmtuberkulose bei einem solchen Zustand bzw. Gesamtlage des Lungen- und Darmbefundes aufdeckt, daß diese eine erfolgreiche Bekämpfung der drohenden Situation noch zuläßt.

In welch einem zeitlich frühen Moment der Entwicklung der beginnenden Lungenphthise aber der Arzt auf die Darmtuberkulose als bereits vorliegende schwerwiegende Komplikation denken muß, darauf sollen unsere hier besprochenen Fälle hinweisen, die ein beredtes Zeugnis dafür sind, daß akute, beginnende, infiltrative Lungentuberkulosen, mit allen impliciten Garantien für eine günstige Prognose, wie z. B. verwachsungsloser Pleuraspalt, kompletter Pneu, Möglichkeit der Spontanheilung isolierter Kavernen, mit so fortgeschrittenen Darmtuberkulosen kompliziert sein können, daß das Leben des Patienten von allem Anfang an in akuter, höchster Gefahr schwebt.

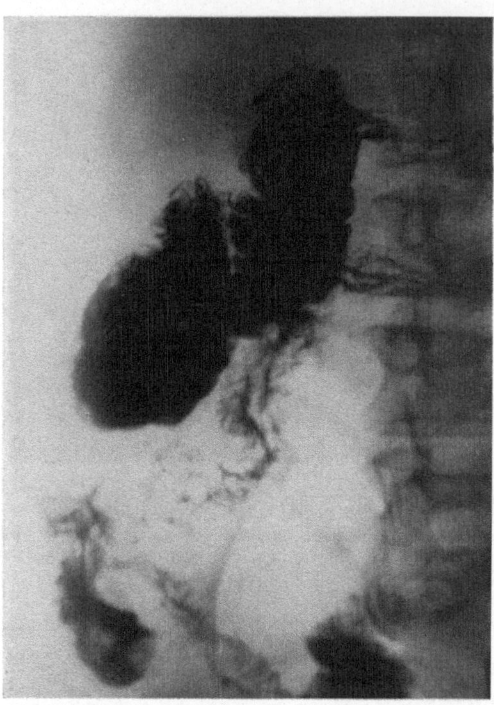

Abb. 53. Fall 13. Darmröntgenogramm. Stierlin der Ultima und des Caecumaszendens mit zerstörtem Schleimhautrelief.

Fall 13. Die 64jährige Anna A. ist seit vier Jahren wegen eines milden Status asthmaticus mit leichter, die ganze Zeit inaktiver Spitzenzirrhose in ambulanter Beobachtung. Aus didaktischen Gründen wird 1941 eine röntgenologische Darmuntersuchung vorgenommen, die selbstverständlich normale Verhältnisse aufdeckt. Senkung immer normal, Tuberkulose niemals nachgewiesen. Bei einer Lungenuntersuchung 1942, die vier Monate nach der letzten, terminmäßigen Kontrolle anläßlich einer akuten „Grippe" vorgenommen wurde, konnte ein wesentlicher Lungenbefund erhoben werden: In der rechten Spitze findet sich im ansonsten kaum veränderten Lungengewebe ein mandarinengroßes Kavum (Abb. 52). Das Sputum ist nun positiv, die Senkung beträgt 61/137 mm nach Westergren, Temp. subfebril. Die innerhalb einer Woche wegen alteriertem Gesamtzustand vorgenommene Darmuntersuchung deckt eine ausgedehnte, subjektiv nicht wahrgenommene Tuberkulose des Dünn- und Dickdarmes (Abb. 53) auf. Im Dünndarm sind Verengerungen und aufgestellte Gasblasen, im Colon ein ständiger Stierlin und zerstörtes Relief festzustellen. Toxischer Allgemeinzustand, Tuberkulinempfindlichkeit nach Mantoux: 10^{-8}. Leukozytose und Linksverschiebung. Der weitere Verlauf war rapid, innerhalb dreier Monate

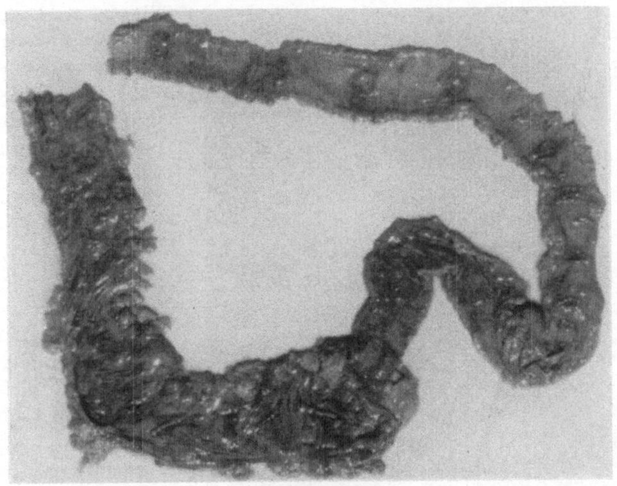

Abb. 54. Fall 13. Sektionspräparat. Geschwürige Tuberkulose des unteren Ileums und des Colon ascendens.

kam es zu einer beiderseitigen exsudativ-verkäsenden Phthise mit großen Einschmelzungen. Den Darmbefund zeigt die Abb. 54, die histologische Untersuchung deckt Veränderungen mit spärlichen, reaktiven Vorgängen nur im Caecum auf, die Geschwüre des Ileums und des Colons sind frisch und tragen die Charakteristika der Gruppe 3 und 4 von G l a t z: unterminierte Geschwüre mit zerfressenem Grund darinnen nekrotische Gewebsmassen, mit Leukozyten infiltriert, Fibrin und „Exsudatzellen" im benachbarten Gewebe. Die von G l a t z gemachten Beobachtungen über die Beziehung tuberkulöser Knötchen zu schwerst veränderten Gefäßen können bestätigt werden. Es findet sich im angrenzenden gesunden Gewebe eine quasi demarkierende intra- und extravasale Eosinophilie, in den Gefäßen des veränderten und des benachbarten Gebietes Ansammlungen von großen rundkernigen Makrophagen bzw. Exsudatzellen, in den kleinen Venen endovasale Herde vom Typus der Intimagranulome, außerdem perifokale Blutungen, Vasodilatation und Ödem des submukösen Bindegewebes. Wir benützen hier und in den weiteren Fällen zur histologischen Charakterisierung der Darmveränderungen die Einteilung von G l a t z in vier Gruppen, die sich uns sehr gut bewährte und die wir, unter Berücksichtigung neuerer, pathologisch-histologischer Gesichtspunkte und des makroanatomischen Befundes zu einer brauchbaren anatomisch-klinischen Qualitätsdiagnose der Darmtuberkulose ausbauen zu können hoffen. Zu den G l a t z schen Befunden,

seinen Interpretationen und Kritiken haben wir in zwei Arbeiten Stellung genommen (B ö h m, 1, 2).

Epikrise: Eine vermutlich jahrzehntelang stationäre geringfügige Lungentuberkulose, exazerbiert akut und weist zu dieser Zeit schon eine ausgedehnte
Dünn- und Dickdarmtuberkulose auf, die vor vier Monaten sicher noch nicht
bestanden hat. Die akut einsetzende Krankheit endet innerhalb von drei Monaten
tödlich, es liegt eine verkäsende, akute Tuberkulose der Lungen und des
Darmes vor.

Fall 14. Die 22jährige Sophie K. ist aus einer Reihenuntersuchung als lungengesund befunden worden.
Sie erkrankt im Mai 1941
akut und weist in Klavikel-
höhe rechts ein eigroßes Kavum mit Flüssigkeitsniveau
und geringfügiger Umge-
bungsstreuung auf (Abb. 55).
Sputum positiv, Senkung
100/118 mm. Temp. bis über
39⁰ C, die dann bis Ende
Juli auf 38⁰ C herabsinkt.
Subjektiv außer äußerstem
Schwächegefühl bei toxi-
schem Aussehen nur unbe-
stimmte, nicht lokalisierte,
passagäre Schmerzempfin-
dungen im Leib und völlige
Appetitlosigkeit. August 1941
Heilstättenaufnahme, Anlage
eines kompletten Pneus.
Mantoux: 10—11. Die gleichzeitig vorgenommene Darm-
untersuchung deckt einen anscheinend lokalisierten Prozeß der Ultima ilei und der

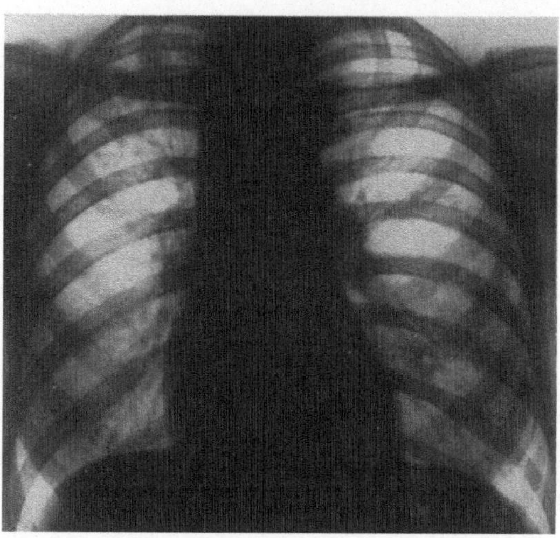

Abb. 55. Fall 14. Lungenbefund: Dünnwandige Kaverne in
Schlüsselbeinhöhe rechts. Weichfleckige Verschattung des
rechten Spitzenfeldes, einzelne ähnliche Herdschatten im
rechten Oberfeld.

unteren Aszendens auf (Abb. 56). Nachdem die Patientin sich an den Pneu gewöhnt hat, wurde der erkrankte Darmteil reseziert. Nach kurz andauernder Erholung post op. und normaler Temp., wobei aber die Senkung nur auf 40/92 mm
sinkt, neuerdings Temperaturanstieg und rasches Fortschreiten des Lungenprozesses, das nach drei Monaten zum Exitus führt. Die Sektion deckt exsudative,
käsige Lungenphthise ohne Abkapselungsvorgänge auf, der bei der Operation zurückgebliebene Darm weist keine Veränderungen auf, im Bauch verkäste Lymphknoten, Tuberkulose des Ductus thoracicus. Der gewebliche Befund im resezierten
Darmstück entspricht wieder den Gruppen 3 und 4 von G l a t z, die Eosinophilie, die Intimagranulome und die Anwesenheit vornehmlich intravasal ge-
legener Makrophagen kann wieder festgestellt werden, ebenso die Vasodilatation, die Blutungen und das lockere, fibrinhaltige Ödem der Darmwand.

Epikrise: Eine akut einsetzende infiltrative Lungenphthise weist zwei Monate
nach ihrem plötzlichen Beginn eine geschwürige Darmtuberkulose mäßiger
Ausdehnung auf. Trotz erfolgreicher Resektion dieser geht der Fall trotz kompletten Pneumothorax unaufhaltsam wegen pulmonaler Progression ad exitum.

Fall 15. Margarethe K., 18jährig, erkrankt aus voller Gesundheit Ende Juli
1942 an „Grippe", an der sich eine Hämoptoe anschließt. Nun Temp. bis

38⁰ C, pos. Sputum, Senkung 50/121 mm. Der Prozeß wird zuerst nur mit Bettruhe behandelt, Ende September tritt ohne nachweisbaren Diätfehler eine wochenlange unregelmäßige Durchfallsserie auf. Nunmehr Heilstättenaufenthalt. Die Lungenuntersuchung (Abb. 57) deckt eine Verschattung des linken Spitzengeschosses und des infraklavikulären, paramediastinalen Sektors des Obergeschosses mit Zerfallsverdacht auf. Die gleichzeitig vorgenommene Darmuntersuchung deckt eine ausgedehnte Tuberkulose des unteren Ileums und des Aszendens auf (Abb. 58). Schwer alterierter Allgemeinzustand, Mantoux $10-12$. Nun wird ein Pneu angelegt, der den Kavernenverdacht bestätigt, einige Verwach-

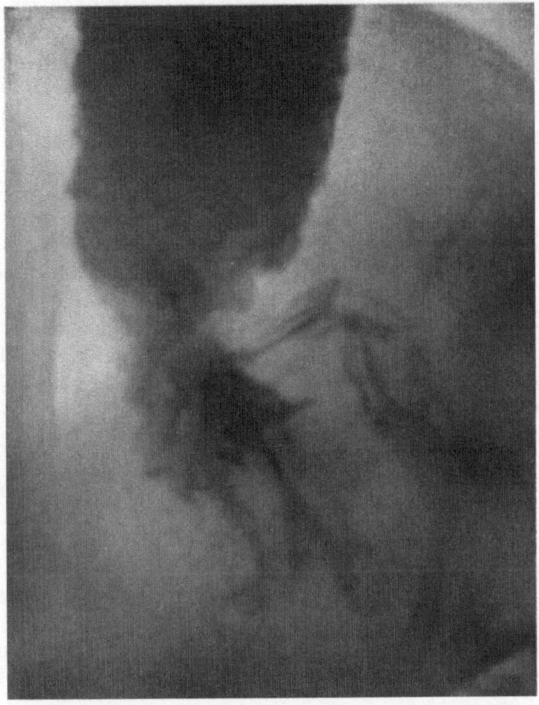

Abb. 56. Fall 14. Darmröntgenogramm. Portioförmige Einbuchtung der Valvula in das Caecum. Die Wände des letzteren unregelmäßig konturiert, Caecumumfang verringert. Unregelmäßige Längsfältelung der Ultima.

sungen werden gekaustikt und so ein kompletter Pneu erzielt. Nach weiterem, ruhigem Verlauf Resektion des erkrankten Darmteiles (Abb. 59). Kurz danach Infiltratbildung im rechten Oberlappen, Anlage eines komplett wirksamen Entspannungspneus rechts. Nach rund vierwöchentlichen ruhigen, zufriedenstellenden Verlauf rasche Verschlechterung des Lungenbefundes mit tödlichem Ende nach weiteren sechs Wochen. Keine Sektion, im resezierten Darmstück entspricht der histologische Aufbau des Prozesses den obigen zwei Fällen.

Epikrise: Akut beginnende infiltrative Lungentuberkulose weist drei Monate nach klinischen Beginn ausgedehnte Darmtuberkulose auf. Die pulmonale Verschlechterung kann auch durch kompletten beiderseitigen Pneu nicht aufgehalten werden.

Fall 16. Julie V., 19jährig, 1938 exs. Pleuritis, dabei lokalisierter prod. Spitzenprozeß rechts festgestellt. 1940 Husten, Temp. über 39⁰ C, toxisch alterierter Allgemeinzustand. Senkung 25/51 mm. Der Lungenbefund weist nun links einen infraklavikulär gelegenen weichen aber gut abgegrenzten Rundschatten auf (Abb. 60), der im 1. I. C. R. gut zu sehen ist. Der zwei Wochen danach erhobene Darmbefund zeigt eine Tuberkulose des unteren Ileums und des Caecumaszendens (Abb. 61). Mantoux: 10⁻¹¹. Nach der Resektion des erkrankten Darmteiles baldige Erholung, normale Senkung und Temp. Ein vorgeschlagener Pneu wurde von der Patientin noch vor der Resektion abgelehnt, da das Sputum bis auf eine Larynxabstrichkultur negativ war, wurde auf die Anlage auch nicht gedrängt. Das Infiltrat verschwindet spontan nach drei Monaten. Der Patientin geht es nun schon fünf Jahre ausgezeichnet, pulmonal besteht nur die lichte Spitzenzirrhose rechts, an der Stelle des Infiltrates links kein Befund. Intestinal keine Beschwerden. Der Darmbefund zeigte wieder Zeichen einer akuten Entstehung und des Fehlens von irgendwie ins Gewicht fallender Reparationsvorgänge, wieder vornehmlich der Gruppe 3 von G l a t z entsprechend, lediglich die Eosinophilie, die

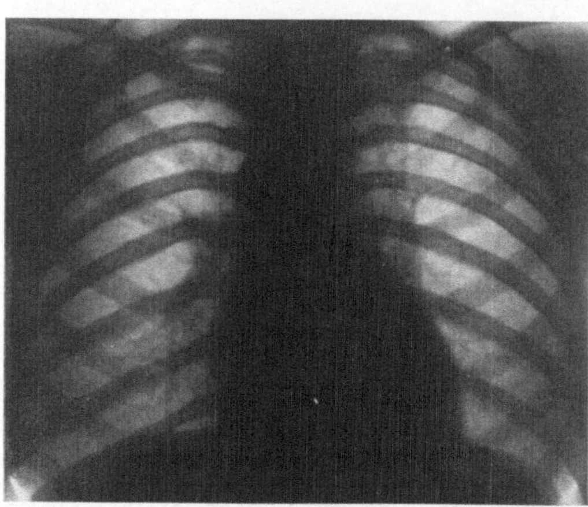

Abb. 57. Fall 15. Lungenbefund: Weiche Schatten der medialen Partien des linken Oberfeldes, vereinzelte Herdschatten infraklavikulär.

Makrophagenreaktion in den Gefäßen, die Intimagranulome und die perifokale Blutung war stärker ausgeprägt.

Epikrise: Eine akute Infiltratbildung bei einem längere Zeit bestehenden stationären Prozeß deckt eine lokalisierte Darmtuberkulose auf, die allen Anschein nach akut entstanden ist. Nach Resektion des Darmprozesses Resorption des Infiltrates und Wohlergehen bei Arbeitsfähigkeit schon über fünf Jahre.

Fall 17. Die 18jährige Maria V. kommt wegen einer akuten Infiltratbildung mit Fieber rechts infraklavikuläre 1938 zur Aufnahme. Bei der Aufnahme besteht allerdings nur ein diskretes Indurationsfeld unter dem rechten Schlüsselbein, das auf der Abb. 62 kaum auszunehmen ist. Dabei besteht hohes Fieber, ein schwer alterierter Allgemeinzustand und eine Senkung von 98/117 mm. Das Sputum ist neg., im diarrhoischen Stuhl können aber massenhaft Tuberkeln nachgewiesen werden. Mantoux 10⁻¹². Die Darmuntersuchung deckt eine ausgedehnte Ileum- und Aszendenstuberkulose auf (Abb. 63), deren Resektion wegen ausgedehnter peritonitischer Verwachsungen unmöglich ist. Nachdem der Darmbefund bei konservativer Therapie und angelegtem Pneumoperitoneum unaufhaltsam fortschreitet, kommt es sub finem zu heftigen Überempfindlichkeitsreaktionen seitens des Darmes und der Lungen, die sich klinisch in einem schockähnlichen Zustand, Blutdrucksenkung und Lungen-, Magen- und Darmblutungen manifestieren. Für diese Blutungen konnten bei der späteren Sektion, die 72 Stunden nach dem Akme dieser Vorgänge vorgenommen wurde, keine Arrosion von Gefäßen verantwortlich gemacht werden. Die Röntgenkontrolle der Lunge zu dieser Zeit deckt nur eine verwaschene Zeichnung auf, die dem Befund beim Lungenödem ähnelte, physikalisch bestanden aber keine Hinweise auf ein Ödem. Die Sektion bestätigte die ausgedehnte ulzeröse Tuberkulose des Dünndarmes, des Aszendens und des Transversums mit schweren endo- und periulzerösen Blutungen per diapedesim und einem histologischen Aufbau der eigentlich den Gruppen 2 und 3 nach G l a t z entspricht, es sind neben akuten, exsudativen und auch verkäsenden Vorgängen besonders wohlcharakterisierte Prozesse an Gefäßen zu erheben: eine exzessive Dilatation, Diapedesisblutungen und Granulome der Intima. Die großzellige Reaktion

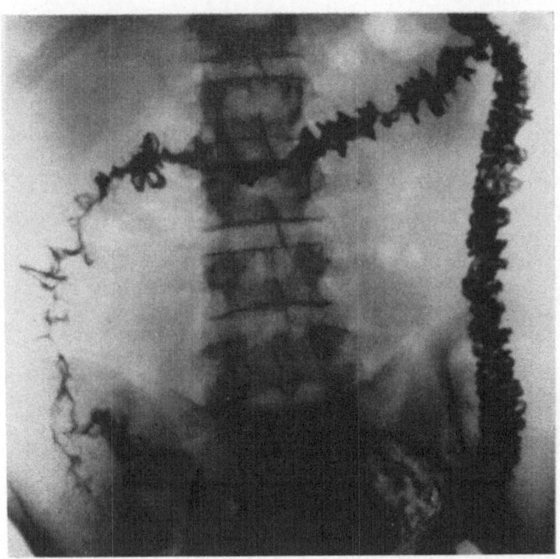

Abb. 58. Fall 15. Darmröntgenogramm. Kontrasteinlauf. Leichter Übergang des Kontrastmittels in das Ileum, dieses zeigt unregelmäßige, unterminierte Konturen. Kontraktionsbereitschaft des ganzen Colon ascendens mit zerstörtem Schleimhautrelief. Reizungszustand im Transversum.

ist besonders intravasal ausgeprägt. Die Darmwand ist im Bereich kleiner, frischer, schlaffer Geschwüre wie hämorrhagisch infarziert, im Darm freies Blut. In der Lunge lokalisierte, herdmäßig angeordnete Überempfindlichkeitsreaktionen im Sinne von S c h w a r t z: begrenzte, umschriebene Nekrosen ohne Verkäsung aber bazillenhaltig, perifokales Ödem mit massenhaften großen, runden monozytoiden „Exsudatzellen" ebenfalls besonders perifokal angeordnet, Verdickung der Alveolarsepten im Reaktionsgebiet, extreme Dilatation der Septumgefäße mit Diapedese der Erythrozyten ebendaselbst. Die Erythrozyten füllen ganze Lobuli mit hellem Blut aus. Ein dem rechten infraklavikulären Geschoß angehöriger Bronchiolus ist auf 3 cm Länge mit einer bazillenhaltigen, eingedickten, käsigen Masse bei zerstörten Epithel ausgefüllt. Es kann mit Sicherheit angenommen werden, daß dieser Befund ein Überbleibsel des seinerzeitigen Infiltrates ist, das selbst resorbiert wurde. Verdickte Alveolarwände in der Umgebung des Bronchiolus, die als sein Quellgebiet bezeichnet werden kann, deuten darauf hin. Das Substrat des Infiltrates, das zellig-fibrinöse Ödem im Bronchiolus verfiel dagegen der Verkäsung und wurde aus nicht näher feststellbaren Ursachen nicht ausgestoßen, sondern blieb eingedickt im Lumen zurück. Tuberkulose des Ductus thoracicus.

Epikrise: Bei einem sich spontan zurückbildenden Infiltrat, als dessen vermutliches Substrat oder Überbleibsel eine käsige Bronchiolitis bei der späteren Sektion aufgedeckt wurde, wird eine ausgedehnte, unbeeinflußbare Darmphthise aufgedeckt, die erst nach dem Manifestwerden des seinerzeitigen Infiltrates Symptome machte, und die unaufhaltsam progredierte. Sub finem treten pulmonal und intestinal Überempfindlichkeitsreaktionen auf, die auf eine termonale, das Leben schockartig beendende Aussaat hinweisen.

Fall 18. Die 30jährige Sophie R. fühlt sich seit Jänner 1939 schlecht, mehrfache Röntgenkontrollen der Lunge decken aber keinen pathologischen Befund

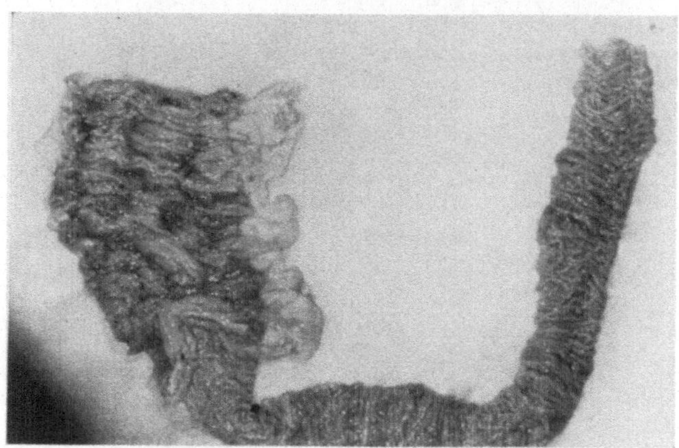

Abb. 59. Fall 15. Operationspräparat. Einzelne, durch Schleimhautfalten gedeckte Geschwüre im untersten Ileum, ausgedehnte Geschwürbildungen im Caecumaszendens.

auf, auch eine Röntgenuntersuchung des Verdauungstraktes und der Gallenblase bringen keine Erklärung. Normale Temp., Grenzwerte der Senkung. Ende Mai 1940 akut Fieber und erhöhte Senkung, jetzt großes infraklavikuläres Oberlappeninfiltrat rechts. Nach zwei Wochen Heilstättenaufnahme, das im Einweisungsbericht beschriebene und bildmäßig festgehaltene Infiltrat ist nun zur Gänze eingeschmolzen, es zeigt sich eine gänseeigroße Kaverne mit sehr geringfügiger feinkörniger Umgebungsstreuung (Abb. 64). Sputum pos., Senkung 57/123 mm, Temp. leicht febril, Mantoux 10—11. Es gelingt einen kompletten Pneu anzulegen, die Kaverne bleibt aber wegen einer ausgedehnten perikavitären Atelektase klaffend offen. Neben dem Lungenbefund beginnendes spez. Infiltrat der Stimmbänder. Die zur selben Zeit, zirka fünf Wochen nach dem akuten Krankheitsbeginn vorgenommene Darmuntersuchung deckt eine Tuberkulose der letzten Ileumschlinge und des Caecumaszendens auf (Abb. 65). Die Larynxinfiltration geht spontan zurück, das Kavum im Pneu ändert sich aber nicht. Da in der linken Lunge infiltrative Neuherdbildung beobachtet wird, wird bei leicht subfebrilen Temperaturen und nicht weitergehender Verschlechterung des Allgemeinzustandes die Resektion des erkrankten Darmes vorgenommen, um so mehr, als auftretende Schmerzen und Durchfall für die Progression des Darmprozesses sprechen. Die Operation wird gut vertragen, es tritt aber keine Erholung ein, die schon vor der Operation steigende Senkung erreicht Werte von um 100 mm. In der linken Lunge weitere Progression, die dann auch auf die rechte Pneulunge übergreift. Die Patientin lehnt Bilateralisierung des Pneus ab und stirbt vier Monate post op. Der Darmbefund zeigt einen den vorausgehenden vollkommen analogen Aufbau ohne den Eigenheiten des Falles 17. Die andernorts vorgenommene Sektion deckte eine ausgedehnte, **verkäsende** Phthise beider Lungen auf. Im Darm kein Befund, reaktionslose Anastomose.

Epikrise: Bei einer akuten Kavernisierung in der rechten Lunge und frischem, aber spontan regredierendem spez. Larynxbefund wird eine mäßig fortgeschrittene Ileocaecaltuberkulose aufgedeckt. Trotz komplettem Pneu und Resektion des Darmbefundes kann tödliches rasches Ende nicht aufgehalten werden.

Fall 19: Die 25jährige Traute D. ist aus Berufsgründen unter ständiger, gewissenhafter Lungenkontrolle und wird immer als lungengesund befunden. Anfangs 1941 akut an „Grippe" erkrankt, eine

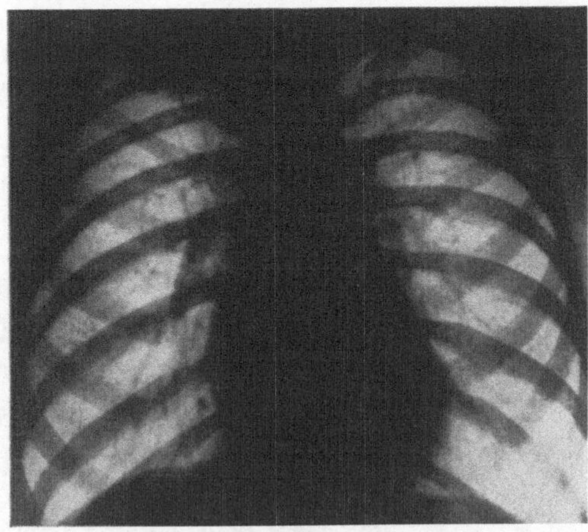

Abb. 60. Fall 16. Lungenbefund: Im 1. Interkostalraum links runder Schatten von zirka 2 cm Durchmesser.

nach zwei Wochen vorgenommene Lungenkontrolle deckt großes Oberlappeninfiltrat auf. Temp. bis 38⁰ C, Senkung 61/128 mm. Da kein Zerfall nachweisbar ist, wird vom behandelnden Arzt vorerst bei strenger Bettruhe abgewartet. Der Allgemeinzustand verschlechtert sich aber immer mehr trotz gleichbleibendem Lungenbefund. Nun Heilstätteneinweisung. Hier wird der Lungenbefund bestätigt, eine Kaverne ist höchstens zu vermuten, das Sputum auch nach Antiforminanreicherung negativ. Es fällt aber der toxische, schwer alterierte Gesamtzustand auf bei ständig hoher Senkung, mäßiger Leukozytose und Linksverschiebung. Mantoux 10⁻⁹. Die vorgenommene Darmuntersuchung, zirka drei Monate nach dem akuten Krankheitsbeginn, deckt eine Ileum- und Aszendenstuberkulose auf (Abb. 66).

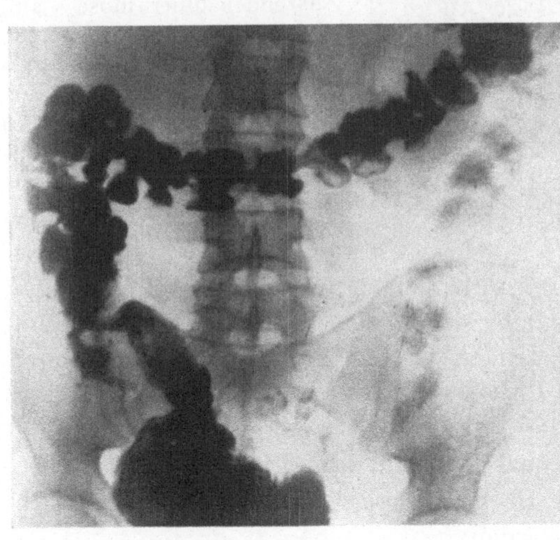

Abb. 61. Fall 16. Darmröntgenogramm. Dilatiertes, unregelmäßig gefülltes unterstes Ileum, angedeutetes Fleischnersches Symptom. Caecum und unteres Aszendens unregelmäßig gefüllt, weisen unterminierte Umwandung auf. Spastisches Caecum.

Es wird nun ein rechtsseitiger Pneu angelegt, der komplett wirkt, und nach seiner Stabilisierung der Darmbefund reseziert. Dabei zeigt es sich, daß der Ileumbefund höher her-

aufrecht, als vermutet war, fast 3 m Dünndarm mit auf Geschwürbildung
deutenden Serosaveränderungen mußten aus technischen Gründen zurückgelassen werden. Nach der Resektion rasche Erholung und Gewichtszunahme. Therapeutische Röntgenbestrahlung des Bauches (siehe B ö h m, 1). Der Pneu geht
nach einem halben Jahr aus Unachtsamkeit ein, ein Darmrezidiv kann mit
abermaliger Röntgenbestrahlung beherrscht werden. Da bei der Patientin in
einer Larynxabstrichkultur Tb. nachgewiesen werden, wird ein extrapleuraler
Pneu rechts angelegt, der sich klaglos fortführen läßt. Nach fünf Jahren
ist die Patientin auch in der Kultur negativ bei noch fortgeführter Pneu-
behandlung, ohne Lungen- und Darmsymptome, arbeitsfähig. Der histologi-

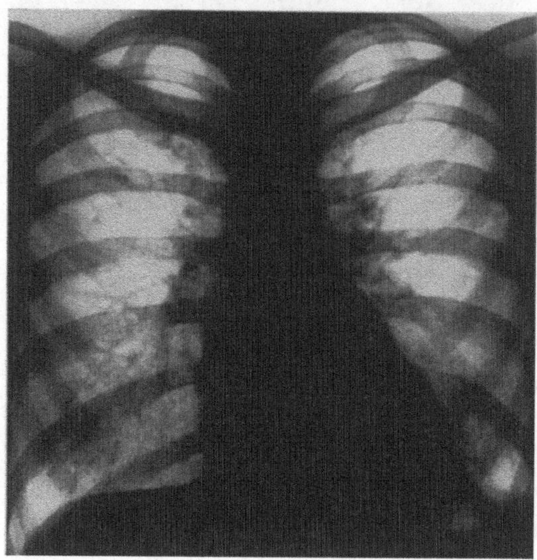

Abb. 62. Fall 17. Lungenbefund: Zartes Indurationsfeld,
rechts infraklavikulär.

sche Befund im Darm ent-
spricht den obigen Befun-
den, der käsige, schlaffe
Zerfall ist aber nicht so
ausgeprägt wie bei den übrigen Fällen, der Befund
steht zwischen den Grup-
pen 2 und 3 von G l a t z.
Eosinophilie, perifokale Blutungen, Intimawucherungen
und großzellige Reaktion
sind ausgeprägt.

Epikrise: Akut entstande-
nes Oberlappeninfiltrat weist
ausgedehnte Dünndarm- und
Aszendenstuberkulose auf.
Nach Pneuanlegung und Re-
sektion des Darmprozesses
bei Zurücklassung von Ge-
schwüren im Dünndarm
wird eine nun schon vier
Jahre kontrollierte klinische
wesentliche Besserung bzw.
Heilung erzielt.

Die eben besprochenen sieben Fälle zeigen also, daß es bei aus voller,
auf Grund glücklicher Umstände meist röntgenologisch festgestellter
Gesundheit der Lungen auftretender, akuter, infiltrativer Lungentuberkulose in kürzester Zeit nach dem Manifestwerden des Lungenprozesses
fortgeschrittene Darmtuberkulosen festgestellt werden können. Das Zeit-
intervall betrug einmal 2, dreimal 4, einmal 8 und zweimal 12 Wochen.
Aus dem Gesamtkomplex der Beobachtungen können folgende gemein-
same Züge herausgearbeitet werden:

Es handelt sich durchwegs um Frauen. Ein Einfluß dieses Umstandes
als genotypische, geschlechtsgebundene Verursachung oder besser Be-
dingung, z. B. als die Auswirkung von Schwangerschaft, Geburt oder
Stilltätigkeit kann nicht festgestellt werden.

Es handelt sich um fünf junge Personen um die zwanziger Jahre und
um eine Frau von 61 Jahren. Es zeigt sich also eine Häufung von Lebens-

altern, die, wie bekannt, eine deutliche Tendenz zu malignen Tuberkuloseabläufen zeigen, die jungen Kranken als in der Postpubertät, die
alte Frau in der Involution, im Senium stehend, in dem man ebenfalls
gehäuft Reaktivierungen, insbesondere aber hämatogene Streuungen aus
alten, scheinbar ausgelöschten Prozessen sieht. Nur ein Fall war außerhalb dieser Altersgruppen: von 30 Jahren.

Der Lungenprozeß begann akut, nur im Fall 13 und 16 konnten unbedeutende, sicherlich längere Zeit ruhende Spitzenprozesse festgestellt

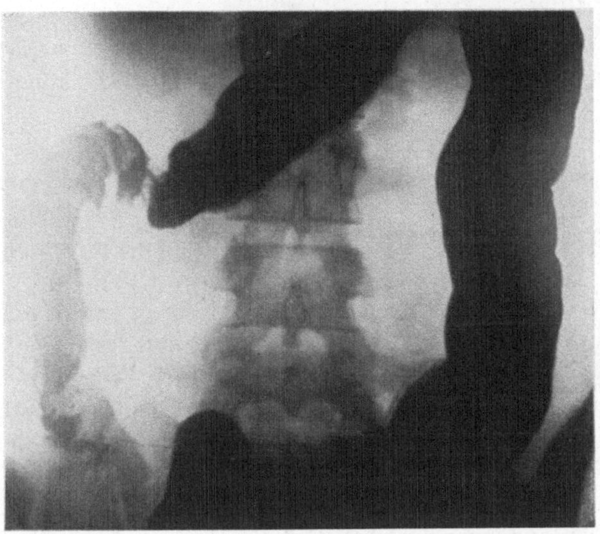

Abb. 63. Fall 17. Darmröntgenogramm. Kontrasteinlauf. Erhöhte Kontraktionsbereitschaft des
Colon ascendens. Kein Schleimhautrelief, unterminierte, unregelmäßige Wände.

werden, aber auch bei diesen Fällen begann die letzte Lungenprogression
akut, infiltrativ.

Obwohl beim Manifestwerden des Lungenprozesses der Darmprozeß,
teilweise auf Grund der Rekonstruktion des histologischen Befundes,
schwerer gewesen schien, kann im weiteren Verlauf des Gesamtfalles seine
Prädominanz nicht beobachtet werden. Von den nicht resezierten Fällen
kam je einer wegen pulmonaler und je einer wegen intestinaler Progression ad exitum (Fall 13 und 17), von den resezierten starben drei auf Grund
pulmonaler Verschlechterung und zwei zeigten eine vorläufige Heilung.

Der röntgenologisch-qualitative Charakter des Lungenprozesses zeugt
vom akuten, infiltrativen, phthisischen Charakter des Prozesses, in
keinem Fall verlief die pulmonale Herdbildung in Form einer fortschreitenden „produktiven" Neuherdbildung und Zusammenfließen dieser,
sondern durchaus infiltrativ-exsudativ. Spontane Regressionen konnten
nur im Fall 16 und 17 beobachtet werden, beim letzteren konnte das ana

tomische Substrat des früher beobachteten Infiltrates, das zur Zeit unserer Erstuntersuchung nur mehr als diskretes Indurationsfeld vorhanden war, in Form einer noch tb.-haltigen, also exazerbationsfähigen käsigen Bronchiolitis sichergestellt werden. Diese Beobachtung weist nachdrücklich darauf hin, daß Indurationsfelder, besonders wenn eine nicht allzu lange Zeit seit ihrer akuten Phase verflossen ist, prognostisch mit Vorsicht zu beurteilen sind. Es ist bemerkenswert, daß in diesem Fall Tb. auch aus dem Magensaft nicht gezüchtet werden konnten.

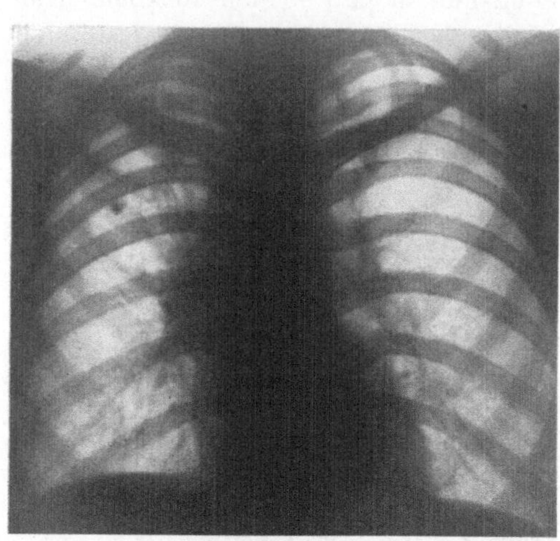

Abb. 64. Fall 18. Lungenbefund: Im rechten Oberfeld apfelgroße Kaverne mit wenig dichter Umgebungsstreuung.

Man könnte vielleicht auf Grund des Lungenbefundes dieser zwei Fälle gegen ihre Hiehergehörigkeit Einwände erheben, es handelt sich nicht um Lungenphthisen. Demgegenüber wäre folgendes zu entgegnen. In beiden Fällen war das Infiltratstadium des tuberkulösen Prozesses der Lunge festgestellt worden, das „präphthisische“ Stadium war zumindest da, aus irgendwelchen Gründen konnte das Infiltrat resorbiert werden. Da wir die Entstehung der Infiltrate in diesen Fällen als hämatogen betrachten, wird der letzte Grund wohl das Ausbleiben weiterer hämatogener Schübe bei günstiger Reaktion auf den eben stattgefundenen, das Infiltrat verursachenden sein, das Überempfindlichkeitsinfiltrat verkäst nicht. Beim Fall 16 und 19 ist vermutlich durch die Resektion des Darmbefundes die Streuungsquelle entfernt worden, wenigstens spricht der weitere Verlauf dafür. Für den Fall 17 dagegen glauben wir die Annahme machen zu dürfen, daß der terminale Schub mit seinen fast klassisch ausgeprägten Überempfindlichkeitsreaktionen in der Lunge, bei denen nicht nur der relative Bazillenreichtum, sondern auch der Umstand bemerkenswert war, daß die perifokalen und nekrotischen Vorgänge eben im Gebiet des resorbierten Infiltrates besonders und im Gebiet der Oberlappen überhaupt ausgedehnter waren als sonst in den übrigen Teilen der Lunge, hier wahrscheinlich an dieser oder jener Reaktionsstelle zur Verkäsung und zum Abgleiten in die phthisische Entwicklung geführt hätte.

Die nicht regredierenden Fälle zeigen akute, rasche Kavernisierung. Die resultierenden Kavernen sind eher dünnwandig, enthalten nur einmal spärliches Sekret und liegen in einer wesentlich befundlosen, unveränderten Umgebung. Sie machen den Eindruck der sogenannten hämatogenen Rundkavernen. Nach der Pneuanlage zeigt sich dreimal eine perikavitäre Atelektase, die den Kavernenkollaps verhindert. Der Sektionsbefund der Lungen läßt erkennen, daß einem exsudativ-infiltrativen Stadium eine rasche und ausgedehnte Verkäsung gefolgt ist mit rascher Einschmelzung der verkästen Partien. Es macht den Eindruck, als ob es

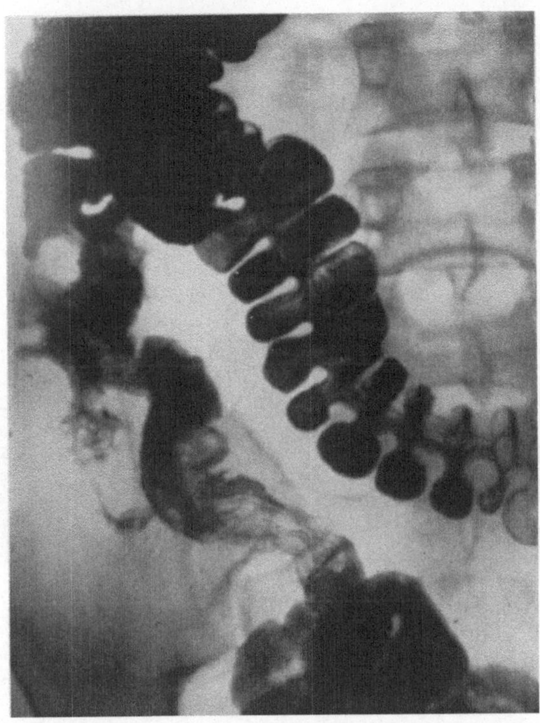

Abb. 65.   Fall 18.   Darmröntgenogramm. Unregelmäßig gefülltes unterstes Ileum, Caecum und unterstes Aszendens. Wandunregelmäßigkeiten.

sich um die „hyperergische" Einschmelzung P a g e l s handelte. In nicht verkästen Randpartien größerer käsiger Stellen kann man einen Befund erheben, der den von B i e l i n g und S c h w a r t z beobachteten und als Überempfindlichkeitsreaktionen gedeuteten Vorgängen entspricht. In den Lungen können die Übergänge von diesen Überempfindlichkeitsreaktionen zur ausgedehnten Nekrotisierung und Verkäsung verfolgt werden. Die histologische Analyse der Lungenveränderungen macht den Eindruck, als ob die Lungen in dem Moment der Verkäsung verfallen wären, der dem Zustand des Falles Voj... meiner über Überempfindlichkeitsreaktionen im Verlauf der Lungentuberkulose handelnden Arbeit

B ö h m, 3) entspricht, also im Akme der hyperergischen Reaktion, Vorgänge der spontanen Reinigung der durch Exsudation, großzellige Reaktion und Nekrotisierung veränderten Gebiete, wie sie in klassischer Form
im Falle Pat... derselben Arbeit ausgeprägt sind, konnten nicht aufgefunden werden. Am reinsten waren die Überempfindlichkeitsreaktionen
mit äquivalenten Leber- und Milzbefunden in den Lungen des Falles 17
ausgeprägt, die ausgedehntesten Verkäsungen konnten beim Fall 13 festgestellt werden.

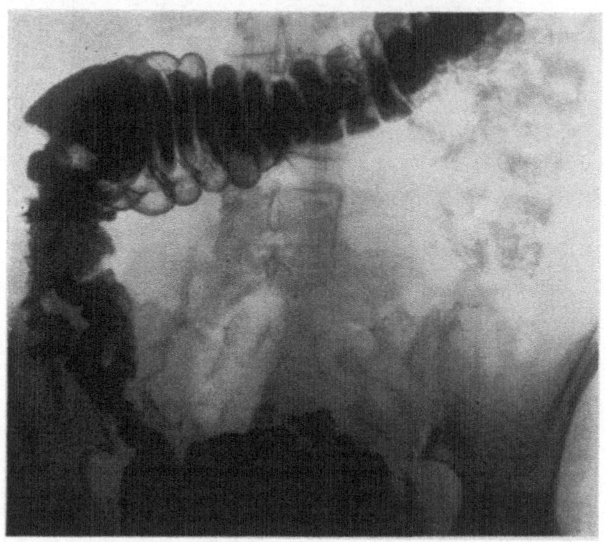

Abb. 66. Fall 19. Darmröntgenogramm. Verbreiterte Ultima mit unterminierten Rändern, unregelmäßige Füllung im Caecumaszendens, mit ebenfalls stark unterminierten Konturen.

Die histologische Untersuchung des Darmprozesses sprach für ein
rasches, einschmelzendes und exulzerierendes Geschehen ohne stärkere
Betonung der Abgrenzung, Abriegelung des Prozesses. Es konnten wieder
histologische Zeichen aufgefunden werden, die im Sinne von S c h w a r t z
als für Überempfindlichkeitsreaktionen sprechend gedeutet werden
müssen und auf deren Vorkommen und entsprechende Deutung ich im
Kapitel III/2 hingewiesen habe. Der allgemeine histologische Charakter
des Darmbefundes entspricht der Gruppe 3 und 4 mit Überdeckung der
Gruppe 2 von G l a t z: akutes Entstehen, ungehemmte Progression mit
Tendenz zum Zusammenfließen der kleinen Geschwüre, unterminierte
Ränder ohne produktive Randreaktion, leukozytäre Durchsetzung, kleine,
rein käsige Knötchen ohne Riesenzellen und Epitheloidzellen als Vor-
stufen der Geschwüre. Nur müssen wir zu diesen Gruppenmerkmalen
noch die von uns als Zeichen von Überempfindlichkeitsreaktionen ge-
werteten Elemente: endovenöse Herde, Vasodilatation, muköse und sub-

muköse Blutungen, Gewebe- und Gefäßeosinophilie und die großzellige Makrophagen- („Exsudatzellen-Alveolarzellen"-) Reaktion hinzunehmen, die aber oft zum Teil von den destruktiven Gewebevorgängen überdeckt und nur mehr schwer zu erkennen waren.

Es handelt sich durchwegs um „hochallergische" Personen mit extremer Tuberkulinhautempfindlichkeit. Der niedrigste Wert der Tuberkulinempfindlichkeit betrug nach Mantoux getestet 10^{-8}, der höchste 10^{-13}.

Bei den sezierten und operierten Fällen konnte intraabdominell eine Tuberkulose der mesenterialen Lymphknoten, meist in ihrer verkäsenden Form beobachtet werden. Die Lymphknoten des Mediastinums und der übrigen (periaortalen, periportalen usw). in Betracht kommenden Regionen zeigten bei der Sektion keinen Befund, der den abdominalen zur Seite gestellt hätte werden können.

Zeichen einer Tuberkulose im Bereich des großen Kreislaufes konnten nicht gefunden werden.

In zwei von drei sezierten Fällen fand sich eine Tuberkulose des Ductus thoracicus mit verkäsenden typischen Tuberkeln. Die Veränderungen im Ductus nahmen in ihrer Intensität kranialwärts ab.

Eine familiäre Belastung der Patienten konnte nicht nachgewiesen werden, ja, die Kranken kamen aus gesunden Familien ohne Tuberkuloseanamnese. Konstitutionsmäßig findet sich kein einziger Fall einer lymphatisch-reizbaren Konstitution unter ihnen, im Gegenteil, es waren alle dunkle, eher leptosome Typen. Eine fließende Infektionsquelle für die Erkrankten konnte nicht eruiert werden.

Alle Patientinnen zeigten beim Ausbruch ihrer Krankheit einen toxisch beeinflußten, schwer alterierten Allgemeinzustand mit typischem Bild, der mit dem Lungenbefund nicht erklärbar war. Die Senkungswerte lagen bis auf den Fall 16 alle ober 50 mm Stundenwert, Leukozytosen waren vorhanden, aber nicht sehr hoch. Der höchste Wert beim Fall 18, 14.800, der niedrigste beim Fall 16, 11.500. Linksverschiebungen waren unkonstant vorhanden. Die subjektiven Erscheinungen seitens des Darmes waren eigentlich immer negativ, wenn solche doch vorlagen, so waren sie höchst unbestimmt, wie Völlegefühl, Appetitlosigkeit, Magenschmerzen. Stärkere Durchfälle konnten eigentlich nur beim Fall 15 und 17 beobachtet werden. Von den koprologischen Untersuchungen waren, trotz fehlender Diarrhöen, gemäß des doch großen und geschwürigen Darmbefundes, die Katalasereaktion immer und meist stark positiv, die Tribouletreaktion oftmals positiv. Die isolierten Tuberkelbazillen waren alle vom Typus humanus. Es müßte nun an die schwer zu entscheidende Frage herangetreten werden, in welcher Weise der Lungen- und Darmprozeß zusammenhängen, welcher Art ihr gegenseitiges Bedingungsverhältnis ist. Dabei kann man annehmen:

Der Darmbefund ist zeitlich früher vorhanden als der Lungenprozeß, aber klinisch stumm. Dann könnte der Lungenprozeß als hämatogen entstanden erklärt werden, trotz seines phthisisch-infiltrativen Charakters. Bräuning und Redeker haben ja die Möglichkeit der Infiltratbildung aus Relikten hämatogener Lungenstreuungen dargetan und auf Grund der Tierversuche von Bieling und Schwartz und der klinschen Beobachtungen und Folgerungen des letzteren Autors ist die Entstehung akuter, einschmelzender Infiltrate im sensibilisierten Organismus auf Grund einer hämatogenen Superinfektion erwiesen. Auch Liebermeister und Ickert weisen darauf hin, daß beim akuten Infiltrat eine erhöhte Tuberkulinempfindlichkeit nachweisbar ist, für gewisse Fälle von Infiltrationen können wir dies bestätigen. Daß es nun vom Darm aus zu einer Infektion der Lunge auf dem Blutwege gekommen sein könnte, darauf wiesen folgende Umstände hin: einmal die immer beobachtete, meist käsige Tuberkulose der mesenterialen Lymphknoten und die bei zwei Fällen beobachtete Tuberkulose des Ductus thoracicus. Bei dieser Auffassung der Zusammenhänge bleibt aber die Frage der ursprünglichen Entstehung der Darmtuberkulose ungeklärt. Eine primäre Darmtuberkulose scheint uns nicht vorzuliegen, dagegen spricht der geringfügige, aber doch weit früher als die Darmtuberkulose manifest gewordene, festgestellte Lungenbefund der Fälle 13 und 16. Es liegt in unseren Fällen doch ein postprimäres Geschehen vor. Die Verursachung durch bovine Tuberkeln kann ausgeschlossen werden.

Die zweite Schlußmöglichkeit, daß nämlich die Lungenläsionen zuerst vorhanden waren und der Darmbefund von ihnen induziert wurde, muß auch diskutiert werden. Auffallend ist aber dann, daß in einigen Fällen schon sehr bald nach dem Manifestwerden der Lungentuberkulose ein ausgedehnter Darmbefund vorgelegen ist. Nimmt man eine hämatogene Keimverschleppung an, so ist es nicht leicht verständlich, warum im hochempfindlichen Organismus nur im Darm progrediente Absiedlungen getätigt wurden und sonst in keinem anderen Organ des großen Kreislaufes. Die histologischen Befunde in der Leber und Milz, wie z. B. besonders ausgeprägt im Fall 17, können nicht als Organtuberkulosen gewertet werden, sondern nur als Zeichen der stattgefundenen Überempfindlichkeitsreaktion, allerdings aber als Zeichen einer stattgefundenen hämatogenen Keimverschleppung. Es ist interessant, daß in den Lebernekrosen im Gegensatz zur Lunge keine Tb. gefunden wurden. Auch dies spricht unserer Ansicht nach dafür, daß die Lebernekrosen tatsächlich nur Überempfindlichkeitsreaktionen bei einer allgemeinen hämatogenen Tuberkelverschleppung entsprechen und nicht einer lymphogen-portalen Keimverschleppung von dem tuberkulösen Darm aus. Wie aus den Untersuchungen von Schleussing bekannt ist, können in Lebertuberkeln und Nekrosen, die bei ausgedehnten, chronischen

Darmtuberkulosen beobachtet werden, zahlreiche Tb. gefunden werden. Absiedlungen im Gebiet des großen Kreislaufes konnten, wie schon erwähnt, in Form von progredienten Tuberkulosen überhaupt nicht aufgefunden werden. Bei der Frage der sputogenen Verschleppung von Tb. gibt wieder der Umstand zu denken, daß nicht in allen Fällen im Sputum Tb. nachgewiesen werden konnten, so z. B. im Fall 16, 17 und 19, wobei allerdings eine zeitlich vorausgegangene tb.-positive Periode, wie vermutlich im Fall 17, nicht ausgeschlossen werden kann. Es könnte auch sein, daß die eventuell spärlich sputogen der Darmwand angebotenen Bazillenmengen gerade im hochempfindlichen Gewebe zur Ansiedlung kommen und daß hier die Überempfindlichkeitsreaktionen nicht wie in den Lungen des Tierversuches beim Ausbleiben der tödlichen Schockwirkung, mit günstigem endlichem Effekt, sondern mit einem für den Darm vielleicht organspezifischen, ungünstigen endlichen Resultat ablaufen. Auf diese immer wieder auffallende Eigenheit habe ich im Kapitel III/2 hingewiesen.

Als dritte Möglichkeit wäre diejenige zu diskutieren, die eine beiden Organtuberkulosen zeitlich vorausgegangene Tuberkulose der mesenterialen Lymphknoten annimmt. Veränderte Lymphknoten, ihre käsige Tuberkulose fanden wir in jedem der beschriebenen Fälle. Dieser Prozeß würde dann die Lungen via Ductus thoracicus, den Darm lymphogen, durch retrograden, bazillenhaltigen Lymphtransport infizieren. Zu dieser Frage wurde meinerseits schon im Kapitel III/1 eingehend Stellung genommen. Wir sehen also, daß die Genese dieser eigenartigen und auf Grund ihrer Entstehung, ihrer klinischen Symptomatologie und ihres Ablaufes fast als pathognomische und klinische Einheit, als wohldefinierbares Krankheitsbild imponierenden, wenn nicht von allem Anfang an, dann aber schon sehr frühzeitig kombinierten Lungen- und Darmtuberkulosen vorderhand nicht eindeutig bestimmt werden kann. Diese Feststellung werden nur weitere diesbezügliche Beobachtungen bringen können. Festzustehen scheint, daß es sich, auf Grund des anatomisch-histologischen Befundes urteilend, um Überempfindlichkeitsabläufe im hochallergischen Organismus handelt. Ob diese Abläufe nur bei Frauen zu beobachten sind, muß vorderhand dahingestellt bleiben. Aber auch heute kann schon festgestellt werden, daß die klinische Feststellung dieser Prozesse für den Betroffenen von eminenter Wichtigkeit ist, da bei ihrem akuten, raschen und malignen Verlauf nur in wenigen Fällen die Möglichkeit einer Abwendung des unheilvollen Endes als gegeben erscheint. Die Umstände, die zu dieser Wendung der sich selbst überlassen bösartig verlaufenden, allerdings selteneren Manifestation der Tuberkulose führen könnten, müssen erst herausgearbeitet werden. Der von uns bisher festgestellte Sachverhalt ist aber unserer Ansicht nach wichtig genug, um Fachkreisen schon jetzt mitgeteilt zu werden.

2. Über die röhrenförmig stenosierende Form der Dickdarmtuberkulose.

Die Röntgensymptomatologie der Darmtuberkulose weist wohl einen ähnlichen Formenreichtum auf wie die der Lungentuberkulose. Doch ähnlich wie bei dieser verbirgt sich auch unter jener eine viel größere Mannigfaltigkeit des zugrunde liegenden anatomischen Prozesses, als dies aus der Vielfaltigkeit der Röntgenzeichen zu folgern wäre. Obwohl F l e i s c h n e r und T i s e l l die ersten größeren Versuche der Zusammenfassung der einzelnen Röntgensymptome der Darmtuberkulose zu einer schematisierend-systematisierenden Einteilung und Gruppierung gemacht haben, gibt es doch trotz weiterer, hauptsächlich kasuistischer Beiträge zur Zeit noch zu wenig vergleichende anatomisch-röntgenologische Untersuchungen, die sichere, eindeutig bestimmte Schlüsse vom Röntgenbild auf sein anatomisches Substrat gestatten würden. Es ist heute noch so, daß anscheinend gleiche Röntgenbilder oft anatomisch sehr unterschiedlichen Prozessen zugeordnet sind und gleichartige Gewebevorgänge sich sehr oft röntgenologisch verschiedenartig manifestieren. Besonders schmerzhaft wird man dabei die häufig festzustellende Unmöglichkeit der Beurteilung des Anteiles der progredienten, geschwürigen Komponente und der reparativen, vernarbenden Komponente empfinden, da eine sicher zu treffende Feststellung bedeutende Schlüsse besonders therapeutischer Art erlauben würde, die man heute wohl mit einiger Wahrscheinlichkeit vermuten, aber nicht mit der nötigen und erwünschten Sicherheit aussprechen kann. Man erlebt es doch immer wieder, daß röntgenologisch als reine Stenosen, also als abgelaufene, narbige Prozesse imponierende Befunde weite geschwürige Flächen aufweisen, deren Anwesenheit am Röntgenbild kaum und im tatsächlich vorliegenden Ausmaße sicher nicht vermutet werden konnte. Auch das röntgenologische Symptombild des sogenanten Ileocaecaltumors, dessen angeblich immer hämatogene Entstehung einen vornehmlich in der Darmwand, also intramural sich abspielenden Prozeß erwarten läßt, zeigt, wenigstens in seinen frühen Entwicklungsstadien, Ulzerationen, deren Ausmaß auf Grund des Röntgenbildes doch immer wieder befremdet.

Bei der Gestaltung der röntgenologischen Erscheinungsformen der Darmtuberkulose spielen eben auf Grund des anatomischen Prozesses, auf Grund der Gewebsschichte seines Sitzes und der komplizierten Innervationsverhältnisse der Darmwand so viele und mannigfaltige, oft gegensinnig gerichtete Komponenten mit, daß ihre Resultanten bei gleicher oder wenigstens ähnlicher anatomischer Grundlage auf Grund physiologischer Unterschiede eine große Zahl der möglichen Symptomenkombinationen, von minimalen bis überschießenden zulassen.

Mit den physiologisch-anatomischen Grundlagen dieser Vorgänge, auf die erstmalig wohl S a l k i n hingewiesen hat, haben wir uns schon im Kapitel II/3 auseinandergesetzt.

Eine röntgenologische Erscheinungsform der Darmtuberkulose, die ziemlich konstant bildmäßig in Erscheinung tritt und der bis auf die sich im Röntgenbild oft nicht manifestierende ulzeröse Komponente ein ziemlich konstantes, geweblich wohl definiertes anatomisches Substrat zugrunde liegt, ist der eben erwähnte sogenannte Ileocaecaltumor. Diese klinisch und röntgenologisch wohl am längsten bekannte Erscheinungsform der Darmtuberkulose ist so gut be- und umschrieben, daß ihre Erkennung und differentialdiagnostische Abgrenzung von selteneren und wohl differenzierbaren Tumoren der Ileocaecalgegend dem versierten Fachmann wohl keine Schwierigkeiten machen wird. Ein weiteres Eingehen auf die Problematik seiner Genese erübrigt sich deshalb an dieser Stelle. Eine weitere, wohl definierte Erscheinungsform der Darmtuberkulose ist die röhrenförmig stenosierende Tuberkulose des Dickdarmes, die aber in den bisher bekannt gewordenen Fällen nur ein örtlich begrenztes Geschehen im weiter ausgedehnten Gesamtprozeß darstellt, genetisch aber wenigstens einige Zeit für sich allein, selbständig bestanden haben muß. Diese Form ist durch ihre Seltenheit ausgezeichnet. Bis 1928 war nur ein Fall von S c h w a r z beschrieben worden, F l e i s c h n e r fügte dann noch weitere drei Fälle hinzu. Da eben der letztere Autor die Seltenheit dieser Manifestation der Darmtuberkulose betont, will ich im folgenden weitere drei Fälle beschreiben, die unter 157 röntgenologisch festgestellten Darmtuberkulosen (1,9%) beobachtet wurden. Außer den erwähnten und meinen Fällen wurden in der zur Verfügung stehenden Literatur keine entsprechenden Fälle beschrieben.

Das anatomische Substrat dieser Form der Darmtuberkulose sind meistens ausgeprägt sekundär-narbige, aber auch hyperplastische Vorgänge der Darmwand, die zu einer Verengerung und Starre dieser an lokalisierten Stellen führen. Diese Stenosen können konstant sein und bezüglich ihrer Enge und Ausdehnung bei wiederholten Untersuchungen immer dasselbe Bild ergeben oder sie können sich besonders bezüglich ihrer Enge bei wiederholten Beobachtungen in verschiedenen Stufen und Prägungen manifestieren. Im ersteren Falle handelt es sich um ältere narbige Prozesse, die zu einer Zerstörung der Muskularis und zu ihrem Ersatz mit fibrösem Narbengewebe geführt haben, im zweiten um vorwiegend hypertrophische Prozesse, die als Vorstufe des narbigen Endzustandes zu betrachten sind und sich bei erhaltener Muskularis in den tieferen Gewebeschichten abspielen und endlich wohl auch zur narbigen Versteifung des Darmrohres an diesen Stellen führen werden. Bemerkenswert ist, daß die enge, röhrenförmige Stenose im Röntgenbilde, aber auch am anatomischen Präparat jäh, ohne Übergang im weniger, stärker oder anscheinend gar nicht veränderten, meist prästenotisch nur wenig erweiterten Darmrohr auftritt und dies sowohl bei oraler als auch bei rektaler Füllung mit Kontrastmitteln. Anatomisch fanden wir aber trotz dieses Röntgenbildes auch in nächster Nähe der Stenose Geschwüre, aber immer nur oral und nie analwärts davon.

Die Wände der Stenose selbst zeichnen sich immer unregelmäßig feinzackig angenagt, das Kontrastmittel in ihr zeigt keine homogene Verteilung, sondern läßt kleine, oft dicht aneinander sitzende Aufhellungen erkennen, die manchmal so dicht gelegen sind, daß sie diesen Partien ein granuliertes Aussehen verleihen. Selten, Fleischner gibt einen solchen Fall bekannt, zweigen von den Stenosen aus perikolitische Fistelgänge ab.

Differentialdiagnostisch kommt eigentlich nur das stenosierende skirrhöse Karzinom in Frage. Fleischner weist mit Recht darauf hin, daß die Unterscheidung dieser zwei Prozesse eigentlich nur auf Grund einer, wenn auch praktisch genügenden Wahrscheinlichkeit getroffen werden kann: „Das mehrfache Vorkommen, andere Zeichen von Darmtuberkulose, spastische Erscheinungen in der Umgebung der Stenose können in Verbindung mit klinischen Überlegungen für Tuberkulose sprechen."

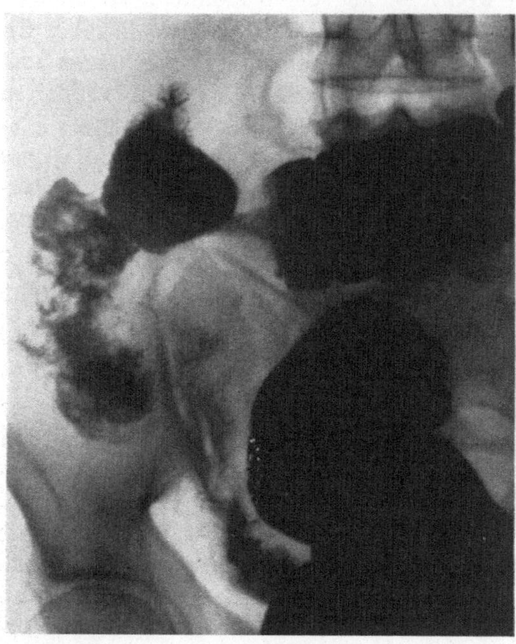

Abb. 67. Fall 20. Darmröntgenogramm. Kontrasteinlauf. Im Transversum, vor der Flex. hepatica kleinfingerdicke Stenose. Dahinter auf kleiner Distanz wieder anscheinend normale Füllung. Caecumaszendens weist erhöhte Kontraktionsbereitschaft auf. Unregelmäßige Wandkonturen im unteren Ileum.

Fall 20. Franziska R., 32 Jahre. Kavernöse Oberlappentuberkulose links, Pneu. Sputum pos., Senkung 49/103 mm. Seit anderthalb Monaten häufig Diarrhöen mit kolikartigen Schmerzen. Palpationsbefund neg. Stuhl: Katalase stark pos., Triboulet-Eiweiß pos., Blut neg. *Röntgenuntersuchung:* 4$^1/_2$ Stunden p. c. aufgestellte Dünndarmschlingen, in der Ultima Gas. 5$^1/_2$ Stunden Stierlin des Ileocaecums, dann zerrissene Füllung des Caecums mit unterminierten Rändern, im Gebiet der Flexura hepatica Stenose mit prästenotischer Dilatation und zeitweiliger Stenosenperistaltik. Transversum o. B. Irrogoskopie: Kontrast gelangt rasch bis vor die Flexura hepatica, dort zeitweiliger Stop mit Verbreiterung des Transversums. Dann manifestiert sich eine sich scharf absetzende, zirka 13 cm lange, kleinfingerstarke Stenose, hinter der das Colon sich wieder scharf absetzend verbreitert. Die Stenosenpartie hat unregelmäßige, angenagte Ränder und zeigt Aufhellungen im Kontrastmittel. Insuffizienz der Valvula, das Barium dringt weit in das Ileum vor. Spasmus des Ileums und des Caecumaszendens mit zurückbleibendem, unregelmäßigem, zerstörtem Relief, tief unterminierte Ränder des Ileums (Abb. 67).

Diagnose: Ausgedehnte geschwürige Tuberkulose des Ileums und des Caecumaszendens mit röhrenförmiger Stenose der Gegend der Flexura hepatica. *Operation:* Reseziert wurden 150 cm Ileum und das Colon bis über die Flexura hepatica. Im Ileum 22 typische Geschwüre, die vor der Valvula in eine geschwürige Fläche zusammenfließen. Geschwüre im Caecum und Aszendens. Im Gebiet der Flexura hepatica verdickte Darmwand mit zahlreichen kleinen, durchschnittlich halberbsengroßen Ulzera der Schleimhaut. Histologisch Wucherung der Bindegewebsfibrillen in der Submukosa mit erhaltener Muscularis propria, die Muscularis mucosae ist zum großen Teil zerstört. *Epikrise:* Nach weiterer pulmonaler und laryngealer Verschlechterung Exitus nach fast drei Monaten. Die Sektion zeigte, daß der ganze tuberkulöse Darmbefund reseziert wurde.

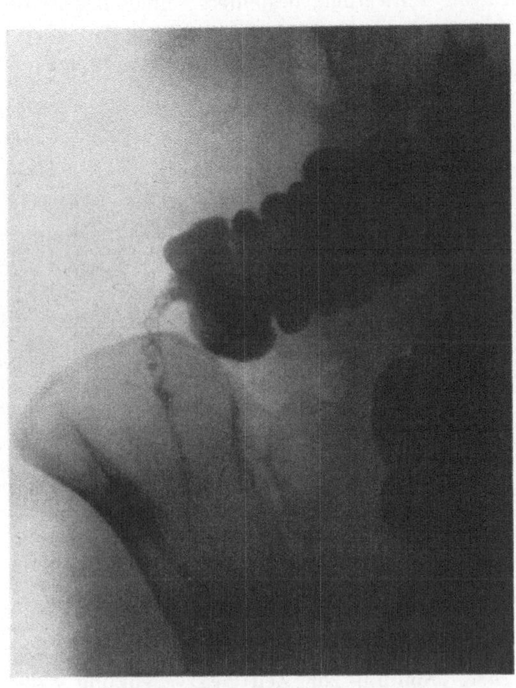

Abb. 68. Fall 21. Darmröntgenogramm. Kontrasteinlauf. Knapp bis zur Flex. hepatica normale Konfiguration des Transversums, dann röhrenförmige Stenose mit wabiger Schleimhautstruktur bis zur Mitte des Aszendens.

Fall 21. Maria R., 35 Jahre. Seit zwei Jahren geringfügiger fibröser Lungenbefund links festgestellt, Sputum kulturell pos. Seit dreiviertel Jahren zunehmende Darmbeschwerden: Steifung im rechten Oberbauch, kolikartige Schmerzen. Senkung 52/123 mm. Stuhlkatalase stark pos. Blut und Eiweiß neg. Stark sezernierende Analfistel. *Röntgenuntersuchung:* Nach 4 Stunden erreicht Kontrast die Valvula, Schwellung der Klappenränder. Unregelmäßige Füllung der terminalen Ileumschlinge mit aufgerauhter Wand. Verkürztes Caecum. Prästenotische Dilatation des Colons. Die Gegend der Flexura hepatica stenotisch, in der Stenose granuliertes Kontrastbild. Transversum o. B. Irrigoskopie: Kontrast erreicht bald die Flexura hepatica, hier Stop. Dilatation des Transversums, dann schwerer, nur mittels Kneten und Pressen erzwingbarer Durchtritt des Bariums durch die fingerdicke, zirka 20 cm lange, granuliert aussehende Stenose. Dann Auffüllung des Caecums. Dieses reagiert aber fast momentan, nach Erreichung des anscheinend normalen Füllungszustandes mit mächtiger Kontraktion und treibt die Kontrastmasse aus sich heraus (Abb. 68). *Operation:* Geschwürige Tuberkulose des untersten Ileums und des Caecumaszendens, diese Teile, 20 cm Ileum und das Colon bis hinter die Flexura hepatica werden reseziert. Im Gebiet der Flexur narbige Röhre von Kleinfingerdicke, die Schleimhaut geschwürig verändert. *Epikrise:* Nach einem Jahr Wohlbefinden laut Bericht an einer näher nicht bezeichneten Krankheit gestorben. Zuletzt wieder Darmbeschwerden, besonders seitens der Analfistel.

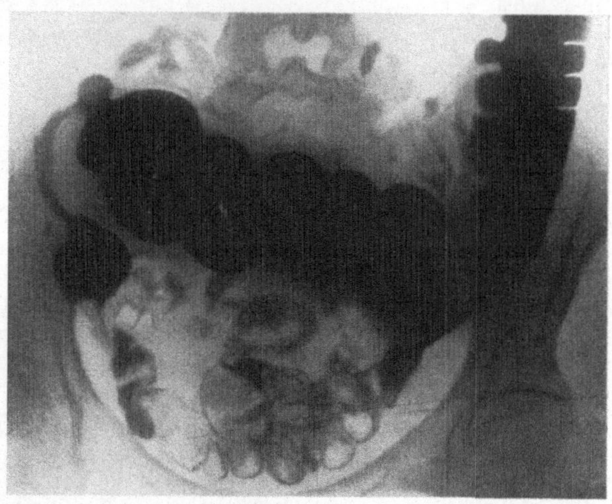

Abb. 69. Fall 22. Darmröntgenogramm. Kontrastmahlzeit. Erweiterte, gashaltige Ileumschlingen, prästenotische Dilatation im unteren Aszendens. Von der Mitte des Aszendens bis über die rechte Flexur röhrenförmige Stenose mit perikolischer Fistel. Transversum und Deszendens o. B.

Fall 22. Johann B., 28 Jahre. Wegen offener Oberlappentuberkulose rechts Pneu. Sputum zur Zeit neg., Senkung 37/91 mm. Subfebrile Temp. Keine Bauchbeschwerden, Darmuntersuchung wegen mit Lungenbefund nicht erklärbarem schlechtem Allgemeinzustand. Stuhlkatalase erhöht, Triboulet-Eiweiß unregelmäßig pos., Blut neg. *Röntgenuntersuchung:* Kontrast nach zweidreiviertel Stunden an der Valvula, angenagte Ränder des prävalvulären Ileums. Caecum füllt sich normal, beginnt aber alsbald zu dilatieren, das Kontrastmittel staut sich in der Mitte des Aszendens. Die Dilatation dehnt sich retrograd auf das Ileum aus, Hyperperistaltik. Mit der Zeit zeichnet sich eine über 15 cm lange, enge röhrenförmige Stenose der oberen Hälfte des Aszendens ab, die in der Höhe der rechten Flexur ziemlich unvermittelt in das röntgenologisch normale Transversum übergeht. Am Beginn der Stenose perikolische Fistel. Nachdem das Ileum vom Kontrastmittel fast ganz entleert ist, bleibt es noch immer dilatiert und luftgefüllt. Das untere Aszendens ist kugelförmig erweitert, hat glatte Ränder. Die Stenose ist unhomogen gefüllt, zeigt angenagte Ränder, das Transversum und Deszendens o. B. (Abb. 69). *Operation:* Reseziert rund 30 cm Ileum und das Colon bis über die Flexura hepatica. Anatomisch vor der Valvula ein rund 2 cm großes isoliertes Geschwür. Einzelne kleine tuberkulöse Geschwüre im Caecum. Die Stenose, die die obere Hälfte des Aszendens einnimmt, zeigt ein narbig-geschwürig verändertes Darmrohr mit einem Fistelgang, der in einen nußgroßen, abgekapselten, eitrig-fäkulente Massen enthaltenden Perforationssack endet. *Epikrise:* Baldige Erholung bei gut wirkendem Pneu, seit drei Jahren beschwerdefrei und arbeitsfähig.

Es werden drei Fälle der seltenen, röhrenförmig stenosierenden Dickdarmtuberkulose beschrieben. Diese Form der Darmtuberkulose kann nicht dem sogenannten Ileocaecaltumor an die Seite gestellt werden als ähnliches anatomisches Substrat nur anderortiger Lokalisation. Die von uns beobachteten Fälle waren im Gegensatz zu denen F l e i s c h n e r s, der zwei von drei Röhrenstenosen bei geringfügigen, fibrösen Lungenprozessen, aber zusammen mit ausgedehnter, geschwüriger Darmtuberkulose beschreibt, alle mit offenen Lungenphthisen vergesellschaftet und zeigten analog zu den obigen Fällen aber auch ausgedehnte geschwürige Prozesse des Ileums und des Colons. Beim Ileocaecaltumor finden wir im allgemeinen weder den phthisischen Lungenprozeß noch die ausgedehnte ulzeröse Darmtuberkulose. In unseren Fällen war die Stenose durch hypertrophisierende, narbig-bindegewebige Veränderungen eines, bis auf den Fall 22, im Verhältnis zum Gesamtprozeß geringfügigen Teiles des Darmrohres bedingt. Auch der Verlauf der Gesamterkrankung zeigt, daß diese im Vergleich zum Ileocaecaltumor viel maligner ist: Zwei der beschriebenen Fälle kamen trotz ermutigender Anfangserfolge ad exitum. Auf Grund des anatomischen Befundes sind wir der Meinung, daß dieses Krankheitsbild eine Exazerbation und daraus folgende Progression des ursprünglich auf den stenotischen Darmteil lokalisierten und Vernarbungstendenzen zeigenden Erstprozesses darstellt. Die an und für sich seltene Lokalisation der beginnenden Darmtuberkulose auf die Gegend der Flexura hepatica (unsere drei Fälle, zwei Fälle von F l e i s c h n e r) würde somit die Erklärung für die Seltenheit des gesamten Krankheitsbildes abgeben, wobei neben der Seltenheit der Lokalisation des Erstprozesses auch die Seltenheit der Beobachtbarkeit einer spontanen Regression mit nachfolgender Exazerbation in die Waagschale fallen. Es kann angenommen werden, daß eine frühzeitigere Darmuntersuchung den Erstprozeß noch in seiner ursprünglichen beschränkten Ausdehnung bei einem Zustand der Allgemeinverfassung erfaßt hätte, in der die Operation eine Wendung im Gesamtgeschehen erzielen hätte können.

Auch diese Beobachtungen weisen also mit Nachdruck auf die Notwendigkeit der frühzeitigen Diagnose der okkulten, inapperzepten (B r ä u n i n g) Darmtuberkulose mittels sozusagen routinmäßiger Röntgenuntersuchung des Darmes bei allen aktiven, progredienten und „dekompensierten" Tuberkulosen hin, auch wenn keine subjektiven Symptome vorhanden sind, der gesamte klinische Zustand aber auf Vorgänge hinweist, die sich noch unaufgedeckt im Verborgenen abspielen.

VI. Die Frage der Kompensation des tuberkulösen Gesamtgeschehens mit besonderem Hinblick auf die Darmtuberkulose.

Es bleibt endlich übrig, die Frage zu stellen, welche an Tuberkulose erkrankten Menschen den an und für sich zeitraubenden und mühsamen Röntgenuntersuchungen bezüglich einer eventuell vorliegenden Darmtuberkulose zu unterwerfen sind. Unsere Erfahrungen können die besonders in der amerikanischen Fachliteratur niedergelegten Beobachtungen vollauf bestätigen, daß die Darmtuberkulose, wohl selten, auch bei minimalen Lungentuberkulosen auffindbar ist, daß die Darmtuberkulose am häufigsten bei den mittelstark fortgeschrittenen Lungentuberkulosen sich einstellt. Die Darmtuberkulose ist also einmal eine Funktion der Ausdehnung der Lungentuberkulose, die sie begleitet; damit hängt es zusammen, daß eine ständige und reichliche Bazillenausscheidung im Sputum und das Vorhandensein von Kavernen auch ein gehäuftes Vorkommen der Darmlokalisation der Tuberkulose feststellen läßt. Wir konnten auch feststellen und diese Feststellung bestätigen übrigens auch die Beobachtungen aus der Literatur, daß die Darmtuberkulose auch bei den exsudativen, akut verlaufenden Phthisen auftritt und bei diesen sogar häufiger feststellbar ist als bei den torpideren, langsam ablaufenden zirrhotisch-produktiven Phthisen, mit „sekundärem“ Phthisetod, wie z. B. profuse Hämoptoe, Kreislaufinsuffizienz usw. Dabei können wir Müller beipflichten, daß bei Sektionen die größte Häufigkeit der sekundären Darmtuberkulose bei auf produktiv-zirrhotischen Prozessen aufgepfropften exsudativen Mischprozessen feststellbar ist; wobei der Darmprozeß unserer Beobachtung gemäß um so akuter, frischer erscheint, je akuter die exsudative Reaktion neben den älteren Veränderungen erscheint oder je rein exsudativer der Lungenprozeß angelegt ist. Während man oft den Eindruck haben kann, und zwar bei vorwiegend exsudativen Lungenprozessen, daß Darmgeschwüre und exsudatives Geschehen in der Lunge gleichaltrig sind, findet man bei exsudativen Aufpfropfungen auf alte Lungenprozesse Erscheinungen im Darm, die ebenfalls als Aufflammungen und infiltrativ-verkäsende Neuvorgänge an alten, wenigstens schon längere Zeit bestandenen Darmgeschwüren mit Reparationsvorgängen zu interpretieren sind. Wieweit die Beobachtungen an der Leiche anders zu interpretieren sind wie die Feststellungen der sekundären Darmtuberkulose am Lebenden, davon soll später gesprochen werden. Wir sehen aber, daß das Auftreten der Darmtuberkulose nicht nur eine Funktion der Dauer der Lungenphthise ist.

Dies alles würde besagen, daß jeder irgendwie fortgeschrittene Phthisiker auch einer Darmuntersuchung unterzogen werden muß. Diese Feststellung würde aber den Kreis der in die Untersuchung einzubeziehenden

Patienten noch immer beschränken. Wir sahen schon, daß einmal tatsächlich bei geringfügigen Lungenbefunden im Darm schon geschwürige Stadien der Tuberkulose auffindbar sind, wir fanden aber auch, daß extrapulmonale Tuberkulosen ohne Lungenabsiedlung von ausgedehnten Darmtuberkulosen begleitet sein könnten. Es sind also, wie schon übrigens einigemal betont wurde, nicht die Tatsachen und Bedingungen des quantitativen Erregerangebotes an den Darm, die die Frage der Entstehung der Darmtuberkulose erklären können. Auch die von mir beobachteten Fälle einer extrapulmonalen Tuberkulose mit geschwüriger Darmtuberkulose hatten in den einzelnen Fällen die erstere in einen klinisch gesehen inaktiven, stationären Zustand gebracht. Und jeder Beobachter kennt seinerseits Fälle von Lungentuberkulose mit geringfügiger, oft auch nachgewiesenermaßen nur intermittierender Bazillenausscheidung, bei denen sich eine Darmtuberkulose etabliert, die dann dem Leben ein Ende bereitet, und er kennt Fälle von langdauernden, sogar großkavernösen, massenhaft Bazillen ausscheidenden Phthisen, bei denen der Darm entweder überhaupt nicht oder aber erst im finalen, endgültigen Zusammenbruch befallen wird. Man wird vielleicht in solchen Fällen wesentliche Unterschiede im Verhalten der Resistenz oder der lokalen Immunität des Darmes im Vergleich zum Verhalten des Lungengewebes annehmen. Doch alle diese Begriffe sind wohl noch immer zu wenig differenziert und trotz aller Arbeit zu wenig experimentell unterbaut, um sie zweckvoll, unser weiteres Unternehmen entsprechend beeinflussend zu verwerten. Vielleicht kann bei der Beurteilung unseres Problemes statt dieser Begriffe der Begriff der Kompensiertheit des tuberkulösen Geschehens, vom Organismus aus gesehen, weiter helfen, wie ihn M ü l l e r (unter D i e h l) vorgeschlagen hat. Der Begriff der „Kompensiertheit eines tuberkulösen Prozesses" ist aber schwer vom rein Funktionellen, wie dies bei den Erkrankungen des Herzens, des Kreislaufes, der Nieren, bei gewissen Stoffwechselkrankheiten möglich ist, zu fassen, da hier die „Kompensiertheit" die bilanzmäßige Herstellung der normal geforderten Leistung (Schlag- oder Minutenvolumen, Blutdruck, Stoffwechselgleichgewicht usw.) bei nicht normaler leistungsmäßiger Ausgangssituation verstanden wird. Beim tuberkulösen Geschehen hätte es nur dann einen Sinn, von „Kompensation" zu sprechen, wenn darunter das Kräfteverhältnis zwischen Erreger und Organismus verstanden wird, das zugunsten des Organismus stabilisiert erscheint: der Reaktions- bzw. der Empfindlichkeitszustand des bedrohten Gewebes oder Organismus macht das weitere Angehen, das Fußfassen des angebotenen Antigens über eventuelle abortive Anfangsstadien hinaus unmöglich, ja sogar, er verhindert im günstigsten Fall die Möglichkeit eines Antigenangebotes und Angriffes überhaupt, indem er die Abgeschlossenheit des Keimherdes von vorgebildeten Kanälen, Blut- und

Lymphwegen sicherstellt und unterhält. Dieser Komplex ist unserer Analyse kausal noch kaum zugänglich. Ein Garant dieser „Kompensiertheit" ist sicherlich der Grad der spezifischen Empfindlichkeit des Gewebes, die ihrerseits durch die Reaktion auf abgegebene Antigenstoffe unterhalten und durch nicht ganz geklärte Eigenschaften des sogenannten Abwehrapparates als Ganzes gesehen, variiert bzw. in ihrer Höhe bestimmt wird.

Dieser Begriff wäre vielsagender als der Begriff der Aktivität, da dieser lediglich über die prospektive Tendenz des Herdes bzw. des spezifischen Geschehens etwas aussagt und ob einer potentiellen Möglichkeit im gegebenen Moment sowohl „Kompensiertheit", also in seiner Möglichkeit Gebundensein als auch ein aktives Fortschreiten, also „Dekompensiertheit" bedeuten kann. Der Begriff „kompensiert" darf also nicht ohne nähere Analyse mit einer günstigen Prognose auf längere Sicht, der der Dekompensiertheit nicht mit einer notwendig ungünstigen Prognose des momentan dekompensierten Zustandes zusammengeworfen werden. Die „Kompensation" kann aus nicht immer klärbaren Gründen in „Dekompensation" übergehen, diese könnte, wenn sie z. B. durch massive Überempfindlichkeitsreaktionen bedingt ist, die nicht schockartig oder durch massive Verkäsung seiner anatomischen Grundlage Ausmaße gewinnt, die mit der Fortdauer des Lebens nicht vereinbar sind, gerade durch die Blockierung und Unschädlichmachung des Antigens einen noch stabileren „Kompensationszustand" hervorbringen, als der war, der vor der Attacke vorlag. Es treten also beim Vorliegen von „aktiven", also aussaatfähigen tuberkulösen Herden im Körper, einerlei, ob diese nun klinisch schon als Krankheit oder nicht betrachtet werden müssen, Zustände der Störung des zugunsten des Körpers festgelegten „Kompensationszustandes" auf, im Verlauf dessen neue Absiedlungen, neue Organprozesse im Körper entstehen können. Wir kennen nun nicht nur die Ursachen der „Dekompensation" in ihrer Gesamtheit nicht, wir kennen oft nicht einmal, welche Symptome oder Zeichen es sind, die uns sagen, daß die „Dekompensierung" des für den Körper günstigen Verhältnisses Erreger —→ Gewebe eben eingetreten ist, geschweige denn, daß sie vorderhand nur droht. Die Notwendigkeit des Forschens, des Suchens nach den Ursachen und nach diesen Zeichen der drohenden oder schon manifesten „Dekompensation" ist bei der offenkundigen Bedeutung dieser Beziehungsänderung für den den Prozeß beherbergenden Organismus klar. Ob der Weg der laufenden, technisch wohl mühsamen, aber im einzelnen interessante Aufschlüsse gebenden Bestimmungen der Höhe der Tuberkulinhautempfindlichkeit als *eine* Manifestation der allgemeinen spezifischen Gewebeempfindlichkeit zum Ziele führen wird, ist zur Zeit noch eine offene Frage, sollte aber bei der Wichtigkeit des auch als Schubbereitschaft zu bezeichnenden Grundproblems der Phthiseologie experimentell und klinisch intensivst geprüft werden. Es ist z. B. absolut nichtssagend, wenn festgestell wird, daß bei Fällen einer allgemeinen Miliartuberkulose oder im finalen Stadium der Phthise die Tuberkulin-empfindlichkeit negativ ist. Zu dieser isolierten Feststellung kann man überhaupt keinen Kommentar hinzufügen. Wenn man aber festgestellt hat, daß vor dem Ausbruch der Miliartuberkulose, vor dem Auftreten des terminalen Schubes die Tuberkulinempfindlichkeit hoch war und danach absank, dann zeugt dieser Vorgang vom Absättigen der Tuberkulin-empfindlichkeit oder ceteris paribus der allergenen Gewebeempfindlich-keit durch vermehrte Antigenaufnahme und ist klinisch interpretierbar. Deshalb müssen alle Feststellungen über das Vorliegen einer sogenannten negativen Anergie in diesem Sinne vervollkommnet werden.

Es fragt sich aber, ob durch die Einführung des in der Phthiseologie neuen Begriffes der „Kompensation" überhaupt etwas an Exaktheit der diesbezüglichen Begriffsbildung gewonnen wird. Man sollte sich L e w i s' Einwände gegen den Gebrauch des Begriffes der Kompensation bei Herz-erkrankungen vergegenwärtigen, die sagen, daß dieser Begriff theo-retisch unzutreffende Annahmen bezüglich der Ursachenfolge Dilatation und Hypertrophie voraussetzt. Wenn L e w i s bei der Herzdekompensation gegen die Verzierung einer schlichten Beobachtung mit einer Hypothese ist, die dann in einer nicht mehr wiederzuerkennenden Weise als „neue" Theorie aufgetischt wird und so eine Gefahr für das exakte Denken dar-stellt und er auf Grund dieser Überlegungen fordert, lieber bescheiden nur vom Vorliegen einer venösen Stauung zu sprechen, so will es uns fast scheinen, daß bei den heutigen Kenntnissen der empfohlene Begriff „Kompensation des tuberkulösen Geschehens" nur dann mit gutem Ge-wissen zu verwenden ist, wenn man ihn eingedenk aller derjenigen Beschränkungen gebraucht, die seine heute nur vage Definiertheit mit sich bringt und darunter nur die noch mit exaktem, konkretem Inhalt zu füllende, noch sehr leere, fast nur „ästhetisch" wirksame Begriffsumrah-mung versteht, die den pathophysiologischen Komplex der Metastasen-setzung, der Progredienz, der Aktivität, kurz der Dynamik des tuber-kulösen Schubes, heute noch sehr intuitiv, umreißt und klinisch nicht leer, nichtssagend sein sollte.

Übrigens zeigen gerade unsere Fälle, daß M ü l l e r s Skizzierung des Begriffes der „Dekompensierung des tuberkulösen Geschehens" recht grob vollzogen wird, wenn man mit ihrem Eintreten das Auftreten von Fieber, Konsumption, das Heraufschnellen von Senkung und Leukozyten-zahl verbindet. Bei unseren Fällen bedeutet die neue Absiedlung der Bazillen in ein neues Organ, nämlich in den Darm, doch ebenfalls eine „Dekompensation des tuberkulösen Geschehens", ungeachtet dessen, auf welchem Weg die Bazillen in die Darmwand gelangten. Wenn die „De-kompensation" mit den von M ü l l e r angeführten Begleitsymptomen vergesellschaftet sein soll, so wäre diese Bezeichnung nur ein Synonymum für das Eintreten des irreparablen Endstadiums; die Gegenüberstellung „Kompensation — Dekompensation" muß aber dem Wesen der Dinge nach elastisch sein und das gegenseitige ineinander Übergehen auch noch reparabler Anfangszustände begrifflich ermöglichen. Unsere Fälle zeigen, daß eine „Dekompensation" eintritt ohne klar angebbare, faßbare klinische Symptome — wo sollen also die Grenzen gezogen werden? Solange das Begriffspaar „Kompensation — Dekompensation" nicht rationell zu definieren ist, läuft es dieselbe Gefahr, unbrauchbar zu werden, wie das Begriffspaar „Aktiv — Inaktiv". Bedeutet Aktivität die nachweisbare Wirkung der lebenden, infektionstüchtigen Bazillen auf den Wirtsorganismus, so ist auch die positive Hautreaktion auf Tuberkulin ein Aktivitätszeichen. Dann ist der Begriff logisch seinem Inhalt nach voll ausgeschöpft, aber klinisch unbrauchbar, obwohl er in der französischen Schule in diesem Sinne angewendet wird (S e r g e n t). Zieht man aber die Grenze rationell enger, so könnte nur die Übereinkunft eine kaum dauerhafte Kompromißlösung schaffen. Ist nun die „Dekompensierung" nur der Zusammenbruch mit großen Symptomen? Was bringt dann der Begriff Neues? Oder gibt es die symptomlos verlaufende „Dekompensation"? Dann kann aber nur die einmal stattgefundene, erst später manifest gewordene „Dekompensation", also schon die Progression festgestellt werden, also wieder kein Gewinn ...

Die Feststellung derjenigen Umstellung des Gewebsgeschehens, die eine Änderung der bisherigen Reaktionsart des Gewebes einem schon vorher bestandenen, aber andersartig beantworteten Reiz gegenüber darstellt, müßte, um klinisch mit wirklichem Nutzen verwertbar zu sein, getroffen werden können, ohne daß der von nun an aus gewissen Gründen anders wirkende Reiz die neue Reizantwort auch tatsächlich verursacht hat. Es muß also die Katastrophenbereitschaft, nicht die erfolgte Katastrophe festgestellt werden. Denn die Änderung der Gewebsbereitschaft ist das kausal Primäre und das Wichtigere für das Zustandekommen der neuen, krankhaften Reizantwort; diese Änderung des Gewebsverhaltens erfolgt aus endogenen, körpereigenen Ursachen, denen gegenüber das Hinzutreten eines auslösenden Reizes, hier der Bazillen, einen mehr zufälligen, akzidentellen Charakter hat, denn die Änderung des potentiellen Gewebsgeschehens, der Gewebsbereitschaft, anders zu reagieren, erfolgt auch ohne ihr aktuelles (nicht potentielles!) Zutun, sie sind in ihrer nun andersartigen Wirkung (weil andersartige Reizantwort des Gewebes) fast nur Indikatoren des eingetretenen Umschwunges der Gewebereaktion.

Obwohl die Kenntnis der sogenannten „fixierten" Allergien, der zentralnervösen Steuerung der Phasen der infektiösen Schübe, der von der R i c k e r schen Schule seit langem betonten Bedeutung der Innervation der terminalen Strombahn für das entzündliche Geschehen, die bei uns erst jetzt zur Kenntnis gelangenden Erfahrungen der Schule S p e r a n s k i s wertvolle Bausteine zur Erkennung dieser subtilsten Änderungen im Gewebeverhalten Reizen gegenüber darstellen, sind unsere diesbezüglichen Kenntnisse vorderhand so lückenhaft und in ihren Einzelheiten so wenig koordiniert, aufeinander zugepaßt, daß das Verständnis des Gesamtgeschehens noch in weiter Ferne zu liegen scheint. (Tabelle 7 siehe Seite 118.)

Wenn wir unsere tabellarische Zusammenstellung von 23 Darmresektionen wegen geschwüriger Darmtuberkulose (kein Fall vom sogenanntem Ileocaecaltumor!), deren Operationstermin wenigstens $1^1/_3$ Jahre zurückliegt, betrachten, so erkennt man, daß die Feststellung der allfälligen „Dekompensation" bei in vivo diagnostizierter Darmtuberkulose nicht so einfach erscheint wie die diesbezügliche Feststellung nachträglich bei der Sektion. Bezüglich der letzteren können wir, wie schon erwähnt, M ü l l e r s Beobachtung bestätigen, daß die bei weitem überwiegende Zahl der ad exitum gekommenen Darmtuberkulosen pulmonal Träger von auf alte produktiv-zirrhotische Veränderungen aufgepfropften exsudativen Schüben sind, danach kommen der Häufigkeit nach die vorwiegend rein exsudativen Fälle.

Aber wie weit kann man aus diesen beim Sektionstisch erhobenen Beobachtungen auf die Art und Weise der in vivo zur Darmtuberkulose führenden „Dekompensation" schließen? Der Sektionsbefund bei der chronischen Phthise ist ja fast immer die auf alte Veränderungen aufgepfropfte oder mit ihnen vergesellschaftete exsudative, verkäsende Reaktion, wenigstens, soweit es sich um den sogenannten echten Phthisetod R e d e k e r s handelt. Bei Sektionen, bei denen keine exsudativen Schübe festgestellt werden können, ist die Todesursache meist eine sogenannte sekundäre: eine tödliche Hämoptoe aus einem Aneurysma oder aus einem morschen Gefäß, ein hämatogener Schub in ein lebenswichtiges Organ, wie die Meningitis oder, wie meistens, das giftbedingte Versagen des Kreislaufes.

Die exsudative terminale Reaktion entspricht der von B i e l i n g und S c h w a r t z tierexperimentell festgestellten Überempfindlichkeitsreaktion auf die Sensibilisierung durch die eigene Antigenproduktion in den floriden, aktiven Krankheitsherden und bedeutet denjenigen letzten Schub der Krankheit, der schockartig oder durch die Ausschaltung weiterer Lungenbezirke aus der Funktion durch die exsudative Reaktion das Leben beendet. Zu diesem letzten Schub gehört die sekundäre geschwürige Darmtuberkulose als neue Organmanifestierung nur bei den akuten, von allem Anfang an exsudativen Lungenphthisen. Bei der alten, chronischen Phthise ist sie einmal, im Zuge einer meist unerkannten

Tabelle 7.

Nr.	Grundprozeß (Lunge)	Fieber	Leukocytose	Linksverschiebung	T. B.	Kaverne	Senkung v. d. Operation	Darmprozeß	Senkung nach der Operation (4 Mon.)	Weitere Entwicklung des Falles
I. Günstige klinische post op. Weiterentwicklung, stationärer pulm. und intest. Zustand, Patient wohlauf oder arbeitsfähig										
1	Lokalisierte, fibrös-produktive Oberlappentbc. rechts	bis 37·5	0	0	0	0	26/54	Ulzeröse Tbc. des Ileums und Aszendens	8/23, 6 Mon. 9/15 1¹/₂ Jahr: 7,16	Pulm. unverändert, obj. arbeitsfähig
2	Zustand nach Pleuritis und exs. Peritonitis	bis 38	0	0	0	0	20/43	Isoliertes Caecumulkus, käsige Lymphknoten	31/57	Nach 1 Jahr beschwerdefrei, arbeitet
5	Beiderseit. offene Oberlappentbc. rechts Cavum. Inkompl. Pneu	norm.	0	0	+	+	33/69	Ulzeröse Tbc. des term. Ileums und Aszendens. Lymphome	56/91	Pneuexsudat, ¹/₂ Jahr p. op. laut Bericht stationär
6	Kein Lungenbefund, Tbc. renis dx.	norm.	11,700	0	Harn +	0	50/85	Granulierende geschw. Aszendenstbc. mit Wundinfiltration	6/15 1 Jahr: 3/15	Nach 1¹/₂ Jahren arbeitsfähig. Albuminurie
7	prod. Oberlappentbc. links, Pneu.	norm.	0	0	0	0	25/70	Zwei Ulzera der Valvula, allerg. Blutungen im Caecum	17/40	Nach 1 Jahr Pneu eingegangen, wohlauf, arbeitet
8	Isol. Kaverne im linken Oberlappen	norm.	0	0	+	+	37/58	Submuköse endofolikuläre Tuberkel	7/18	Nach 1 Jahr Cavum verschwunden
12	Beiderseit. vorwiegend exs. Oberlappentbc; links Pneu, Kaustik	norm.	13,000	0	+	+	23/50	Ulzeröse Tbc. vorw. des Caecum und Aszendens. Zahlreiche kleine Ulzera	12/29	Lehnt mit kompl. Pneu links., Pneumolyse rechts ab. Lunge sehr gebessert. ¹/₂ Jahr post op. stationär
13	Beiderseitige produktive, kavernöse Lungentbc. Pneumolyse links	norm.	0	0	+	+	35/65	Banale ulzeröse Ileum- und Aszendenstbc m. Wundinfiltration	8/17	Beiderseitige Pneumolyse; 1 Jahr post op. arbeitsfähig, wohlauf Pneumolyse wird nachgefüllt
15	Kav. Tbc. d. re. Oberlappens; geringe Streuung im oberen Mittelfeld	norm.	12,000	0	+	+	90/125	Geschwüre im unteren Ileum und Caecum	57/86	Lehnt rechte Teilplastik ab, ³/₄ Jahr post op. stationär; Prognose ?
19	Zerfallenes infraklavikuläres Infiltrat rechts	38	14,000	12 Stabkerne	+	+	52/98	Geschw. Ileum und Aszendenstbc. Ileumgeschwüre hinterlassen	10 23, 1 Jahr:5/15	³/₄ post op. Pneumolyse rechts wenig Exsudat. 1¹/₂ Jahr post op. arbeitsfähig
20	Vorw. prod. Tbc. beider Oberlappen. Zustand nach Pneu rechts. Links Cavum	norm.	10,000	0	+	+	28/51	Vereinzelte Geschwüre im Caecum und Aszendens	13·34 1 Jahr: 19/49	Zustand nach Monaldidrainage links mit Keratinplombe, arbeitet
21	Lokalisierte prod. Oberlappentbc. re Pleuritisschub	norm.	0	0	+	0	26/51	Vereinzelte Ulzera und Narben im Caecum	7/16	³/₄ Jahr post op. stationär, wohlauf
23	Beiderseitige prod. kavit. Lungentbc. Inkompl. Pneu mit Exsudat	37·4	11,0〈0	10 Stabkerne	0	0	68/93	Geschw. Tbc. des Ileums und Caecum. Verkäsung in den Geschwüren	5 Mon. : 9 23	Sputum nur intermittend pos.; beiderseit. Pneu. Guter Allgemeinzustand, arbeitet. 1 Jahr post op.

Nr.	Grundprozeß (Lunge)	Fieber	Leukocytose	Linksverschiebung	T. B.	Kaverne	Senkung v. der Operation	Darmprozeß	Senkung nach der Operation (4 Mon.)	Weitere Entwicklung des Falles
	II. Ungünstige, letale postoperative Weiterentwicklung mit pulmonaler Verschlechterung									
3	Zerfallenes Oberlappeninfiltrat rechts reprod. Larynxinfiltrat, kompl. Pneu	38	12,400	0	+	+	50/95	Vorwiegend Caecum, auch Ileum- und Aszendenstbc.	65/100	2 Mon. post op. pulm. Verschlechterung links. Pneu abgelehnt. Daheim 4 Mon. post op. Exitus
9	Eher exsud. Tbc. des link. Oberlappens, Streuung links, pulmonal spontan wesentl. Repression	norm.	0	14 Stabkerne	+	+	70/115	Ulzeröse Ileum- u. Aszendenstbc. mit prolif. Reaktion	50/77	$1/_2$ Jahr stationär post op. Teilplastik abgelehnt, 10 Mon. post op. ak. Meningitis Exitus
10	Beginnende infiltr. Tbc. des linken Oberlappens	38	13,900	8 Stabkerne	+	0	22/49	Ulz. käs. Tbc. des Caecum-Aszendens, wenig im unt. Ileum	20/55	Nach 4 Mon. post op. bilat. exs. Schub bei kompl. links. Pneu
11	Zerfallenes Oberlappeninfiltrat rechts, nach Kaustik kompl. Pneu	37·6	0	0	+	+	69/100	Geschwür. Fläche im Caecum, große Mesenterialdrüsenverkäsung	71/100	4 Mon. post op. Bilateralisierung, Pneu abgelehnt, 6 Mon. post op. daheim Exitus
18	Vorw. exs. kav. Tbc. des link. Oberlappens. Streuung rechts, beiderseitiger Pneu	37·5	0	0	+	+	48/83	Ausgedehnte Ileum- und Aszendensgeschwüre	30/68	2 Mon. post op. pulm.-laryngealer Schub, 3 Mon. post op. Exitus, Kein ulz. Schub im Darm
22	Alte fibrös-prod. Oberlappentbc. rechts	norm.	0	0	+	?	25/37	Große Ulzera des Caecum-Aszendens	100/128	2 Mon. post op. käsige Bronchopneumonie mit ak. (?) Kavernisierung links
	III. Ungünstige, letale postoperative Weiterentwicklung mit intestinaler Verschlechterung									
4	Fibrös knotige Tbc. der linken Lunge	norm.	12,000	13 Stabkerne	+	0	80/100	Geschw. Ileum, Aszendens- u. Transversumtbc. Analfistel	60/110	$1/_2$ Jahr post op. daheim Exitus mit Darmsymptomen. Pulmonal idem
14	Prod. zirrh. Tbc. beider Lungen mit Kavernen	37·8	0	0	+	+	60/90	Banale ulz. Tbc. des Ileums und Aszendens. Hohe Ileumstenosen	1 Mon. post op. 60/95	Pulm. stationär, unter Diarrhoea und Subileus Exitus 3 Mon. post op.
16	Prod. offene Oberlappentbc. rechts	37·8	0	0	+	?	31/60	Ulzeröse Ileum- und Aszendenstbc.	30/69	$1/_2$ Jahr post op. Darmrezidiv mit Dünndarmerscheinungen, dann pulm. Verschlechterung. 8 Mon post op. Exitus
17	St. p. spondylitidem, Kalkherde der Lungen. Keine subj. Darmsymptome	38	0	8 Stabkerne	0	0	25/50	Schwere ulzeröse Ileumbes. Aszendenstbc.	42/95	14 Tage post op. Exitus Meningitis basilaris

„Dekompensation" entstanden, war vielleicht die ganze Zeit durch klinisch oder zumindest subjektiv stumm, trug aber als zusätzliche Antigenproduktions- und darum Sensibilisierungsstätte zu derjenigen fatalen Sensibilisierung bei, die dann, einmal aus spezifischen oder unspezifischen Ursachen zur Entladung gebracht, die letale Wirkung hat. Dann kann man bei der Analyse der Darmgeschwüre feststellen, daß es sich um augenscheinlich alte Veränderungen handelt, die Reparations- und Organisationsvorgänge erkennen lassen, an denen sich die Überempfindlichkeitsreaktionen, und zwar am häufigsten muköse und submuköse Blutungen, ödematöse Durchtränkung des submukösen Bindegewebes und der Muskelschichten, daneben aber auch Merkmale feststellen lassen, die für die von S c h w a r t z für Lunge, Leber und Milz bei Überempfindlichkeitsreaktionen typisch bezeichnet wurden und die gerade im Darm ich im Kapitel III/2 besprochen habe. Endlich, und das ist ja das Wichtigste, finden sich frische Nekrosen und Verkäsungen. Diese Vorgänge sieht man im Darm beim „echten" Phthisetod im oder unmittelbar infolge des Schubes oft. Unsere Fälle zeigen, daß die Darmtuberkulose sich anscheinend anläßlich einer „Dekompensation" etabliert, die unabhängig scheint von der Dauer, dem Charakter und der Ausdehnung des pulmonalen oder anderwärtigen tuberkulösen Grundprozesses, die „Dekompensation" äußert sich klinisch unerkannt eben nur durch den Umstand, daß eine Darmtuberkulose entstanden ist. Eigentlich kann auch nur festgestellt werden, daß einmal eine „Dekompensation" stattgefunden hat, dabei ist der Weg des Keimangebotes kaum von wesentlicher Bedeutung, da in unserer Zusammenstellung rein bronchogene und rein hämatogene Lungen- und extrapulmonale Tuberkulosen identische, durch nichts unterscheidbare ulzeröse Darmprozesse aufwiesen. Unter 85 diesbezüglich kontrollierten Fällen mit typischer geschwüriger Darmtuberkulose fanden sich 10 reine hämatogene Tuberkulosen der Lunge, des Knochensystems, der Niere und der Haut, das sind rund 12%. Wie aus dem Kapitel V/1 hervorgeht, können infiltrative Tuberkulosen geringer Ausdehnung und augenscheinlich jüngsten Datums mit so ausgedehnten Darmtuberkulosen vergesellschaftet sein, daß man Zweifel hegen kann, ob denn nicht der Darmbefund der ältere, schwerwiegendere, ja den Lungenprozeß bedingende ist. Man ersieht daraus, daß der Lungenbefund auch nicht ausschlaggebend ist bezüglich des weiteren Schicksales des Kranken, geringe Infiltrate kommen nach der Operation zur pulmonalen oder enteralen tödlichen Verschlechterung, anderseits kommen Kavernen ohne Kollapstherapie zum spontanen Schwund.

Wir müssen also zur Zeit wohl bekennen, daß das Alter, die Ausdehnung und der röntgenologisch-anatomische Charakter des tuberkulösen Grundprozesses den Zustand der „Dekompensation" nicht soweit erkennbar determiniert, daß daraus die Entstehung der sekundären geschwürigen Darmtuberkulose ableitbar wäre.

Das Vorhandensein von Kavernen, positivem Sputum lassen wohl eine Häufung der Darmtuberkulose erkennen, sind aber keine obligaten Erfordernisse der Entstehung derselben, wir sehen auch nur ausnahmsweise Fieber, nicht häufig Leukozytosen und nur vereinzelt klare Linksverschiebungen bei lokalisierter Darmtuberkulose, alles ist ohne jede erkennbare Regelmäßigkeit. Es ist vielleicht zu bemerken, daß wir in der überwiegenden Mehrzahl der Fälle die Tuberkulinhautempfindlichkeit hoch fanden: im Durchschnitt um 10^{-8} nach Mantoux intradermal festgestellt. Der höchste Wert war 10^{-13}, der niedrigste 10^{-5}. Dies bezieht sich aber nur auf Darmtuberkulosen, die bei klinisch beeinflußbaren Kranken, oft bei gutem Allgemeinzustand festgestellt wurden und nicht auf den Lungen- und Darmphthisiker im Endstadium des sekundären Phthiseendes. Perifokale Reaktionen in der Lunge und im Darm, auch wenn sie prämortal entstanden sind und bei der Sektion feststellbar waren, waren immer mit erhöhter Hautreaktion vergesellschaftet. Anergisch fanden wir nur die Kranken in der R e d e k e r schen „Erschöpfungsanergie‟ nach großen Schüben und den Phthisiker, der sekundären Veränderungen zum Opfer fiel, z. B. einer chronischen Kreislaufschwäche.

Die familiäre Belastung als Gestaltungsfaktor der sekundären Darmtuberkulose, wie dies aus der diesbezüglichen Arbeit M ü l l e r s hervorgeht, erschien uns bei unseren operierten Darmfällen nicht als so signifikant, bei den sezierten Fällen nur in dem Maße, als bei jüngeren schweren Phthisen unter 30 Jahren die intrafamiliäre Belastung stärker ausgeprägt war wie in anderen Vergleichklassen.

Es scheint, daß die M ü l l e r sche Beobachtung der Häufung der Vergesellschaftung der Darmtuberkulose mit exsudativ-produktiv-zirrhotischen Lungenprozessen, die bei der Sektion beobachtet wurde, eher so interpretiert werden muß, daß der exsudative Einschlag häufig bei überhaupt tödlich endenden Fällen gefunden wird, da er sozusagen mit zur Todesursache gehört. Ob die festgestellte Darmtuberkulose zur terminalen „Dekompensation‟ gehört, kann nur die histologische Analyse der Geschwüre feststellen, wobei ihnen das Aufgepfropftsein von exsudativ-verkäsenden Reaktionen auf alte spezifische Veränderungen bzw. der eventuell von Anfang an rein exsudative Aufbau ohne nennenswerte reparative Erscheinungen besonders beachtet werden muß.

Den nach M ü l l e r als für den Zeitpunkt des ersten Übergreifens der Tuberkulose auf den Darm charakteristischen Gewichtsverlust können wir nicht bestätigen, wenigstens nicht für die Anfangsperiode: Von den in der Tabelle geführten resezierten Fällen zeigten in der Entwicklungsperiode ihrer Darmtuberkulose 7 einen sich unterhab 5 kg bewegenden

Gewichtsverlust, 11 Fälle ein konstantes, wenn auch unternormales Gewicht, 5 Patienten eine Gewichtszunahme, der bis auf den Fall 9 der Tabelle, wo er 11 kg betrug, maximal 4 kg erreichte.

Bemerkenswert ist das Verhalten der Senkung der roten Blutkörperchen. Der u. a. besonders von U l r i c i und R o t h e r betonte Umstand, daß die Darmtuberkulose die Blutkörperchensenkung schon frühzeitig in die Höhe treibt, können wir bestätigen. Wir sahen, auch außer den in unserer Tabelle geführten Fällen, keinen Fall von auch minimalster Darmtuberkulose mit wenn auch singularem, winzigem Ulkus, die ihrerseits mit oder ohne Lungenbefund vergesellschaftet war, der eine Senkung von unter 20 mm Stundenwert nach Westergren gehabt hätte, auch nicht Fälle mit sogenanntem Ileocaecaltumor! Besonders beachtenswert erscheint uns aber das Verhalten der Senkung in bezug auf das weitere Schicksal des Kranken nach der Darmresektion.

Die Fälle, die nach einem halben Jahr post op. einen klinisch und leistungsmäßig günstigen Verlauf nahmen, zeigten ein Absinken ihres ursprünglichen Westergrenwertes unter 20 mm Stundenwert. Für diejenigen Fälle, die wenigstens ein halbes Jahr nach der Resektion in gutem Allgemeinzustand und pulmonal stationär waren und trotzdem eine erhöhte Senkung zeigten, kann diese durch akzessorische pulmonale Gründe erklärt werden, die mit einem stationären Zustand vereinbar sind: so z. B. Pneuexsudat beim Fall 5 der Tabelle 7. Reaktion der Kavernenkeratinplombe nach Monaldi beim Fall 20. Die Fälle 2 und 7 derselben Tabelle melden nach einem Jahr normale Senkung ohne Angabe des Zahlenwertes, aber unter 10 mm. Beim Fall 15 wird die Kaverne bei zur Zeit stationärem Zustand die Ursache der erhöhten Senkung sein. Man kann diese Fälle stationär bei Aktivität, also „kompensiert" bezeichnen.

Von 6 Fällen, die nach der Resektion wegen pulmonaler Verschlechterung ad exitum kamen, zeigten alle 4 Monate post op. Senkungen ober 20 mm, meist sehr hohe Werte. Beim Fall 17 mit seiner sehr hohen Senkung trat 2 Wochen post op. die terminale Meningitis basilaris ein. Ebenso behielten ihre ursprünglich hohe Senkung diejenigen post op. sich ungünstig entwickelnden Fälle, die bei meist stationärem Lungenbefund wegen intestinaler Progression letal endeten.

Man kann also sagen: Eine nach der Resektion hoch bleibende Senkung ist meist von übler prognostischer Bedeutung, diese Fälle sind, wenn man die Senkung nicht sicher auf eine mehr belanglose, unwesentliche Komplikation, wie Pneuexsudat, zurückführen kann, als prognostisch ungünstig zu bezeichnen oder wenigstens sehr vorsichtig zu werten. Fällt die Senkung nach der Darmresektion auf normale Werte, so spricht das für eine günstige Weiterentwicklung.

Ein ähnliche Sprache sprechen die Beobachtungen von T i s e l l. Er fand, daß 87,5% der röntgenpositiven Darmfälle eine Senkung von über 30 mm Stundenwert hatten, eine normale Senkung bis 10 mm nur 2,5%. T i s e l l weist mit Nachdruck darauf hin, daß bei einem stationären Lungenprozeß, der für sich keinen Grund für eine erhöhte Senkung abgibt, eine solche die Aufmerksamkeit gerade auf den Darm lenken muß. Dies können wir auf Grund unserer Erfahrung nur vollinhaltlich bestätigen, unsere diesbezüglichen Verhältniszahlen betragen, wie schon erwähnt, 100% und 0.

Wenn wir die Entstehung der sekundären Darmtuberkulose auch nicht in obligater Weise mit dem Alter, der Ausdehnung und dem anatomischen Charakter des sie bedingenden Lungenprozesses verbunden anerkennen können, gehen wir nicht so weit wie M ü l l e r in der Kritik der Schlüsse von G l a t z, der den anatomischen Charakter des Darmprozesses in direkte, qualitätsproportionale Abhängigkeit setzt zum zugeordneten Lungenprozeß. Im Gegenteil, wir können die vier Formen, in denen G l a t z die tuberkulösen Darmveränderungen erscheinen sieht, bestätigen und auch, daß sie im allgemeinen geweblich analogen Vorgängen in der Lunge zugeordnet sind. Ein absolutes, immer, ohne Ausnahme geltendes Parallelgehen gibt es natürlich, wie in den Relationen zwischen Klinik und Pathologie überhaupt, auch hier nicht. Ich weiß nicht, ob G l a t z seine Formen zu so einer schematischen Einteilung erstarren lassen wollte, wie dies M ü l l e r meint, uns scheint es, daß die Möglichkeit fließender Übergänge zwischen den einzelnen Formen auch von G l a t z zugebilligt werden, wenigstens entnehmen wir dies aus seiner Darstellung. So gesehen, beschreiben die G l a t z schen Formen zwischen den produktiven „kompensierten" und rein exsudativ-verkäsenden, „maximal dekompensierten" Extremen (seine erste und vierte Form) alle möglichen Übergänge, die wohl nur aus didaktisch-methodischen Gründen in den Rahmen der zweiten und dritten Form gepreßt werden, obwohl die Grenzen besonders hier fließend sein müßten. Und da wir Übergänge zwischen exsudativ und produktiv in den Lungen ebenfalls als fließend kennen, ist die Zuordnung der Erscheinungsformen der Tuberkulose im Darm zu den Lungenmanifestierungen ebenfalls fließend, wobei es nicht ausgeschlossen ist, daß die eine oder die andere um eine oder zwei Entwicklungsstufen vor oder zurück sein wird. Bei den alten, produktiv-zirrhotischen Lungenformen aufgepfropften exsudativen Prozessen, also bei Reaktivierungen alter Lungenprozesse, bei exsudativen Schüben derselben oder immunologisch gesprochen: bei Überempfindlichkeitsreaktionen in älteren Abläufen, die nicht resorbiert werden, sondern verkäsen, sehen wir im Darm gerade die dritte Form G l a t z s sehr häufig mit Überbleibseln produktiv-fibröser Stadien, insbesondere, wenn die Entstehung der Darmtuberkulose einem früheren „Dekompensationsstadium" zuzuordnen ist; die vierte Form, falls die Darmtuberkulose anläßlich einer terminalen „Dekompensation" sich eben erst etabliert hat. Die verkäsenden Stadien sehen wir bevorzugt bei Sektionen. Bei einzelnen Resektionen aber, bei denen frische, oft nur singuläre Veränderungen im Darm aufgefunden werden, konnten auch die noch nicht verkästen, rein exsudativ-infiltrativen Formen der dritten und vierten Erscheinungsform der spezifischen Darmgeschwüre nach G l a t z aufgedeckt werden, ohne Verkäsung! Die histologischen Charakteristika dieser Befunde waren: Hyperämie bei flächigen Diapedesisblutungen, Anhäufungen von Plasmazellen, das Auftreten von großen, runden Exsudatzellen meist intravasal, Ödem und endovenöse Intimaherde. Es fehlte die Verkäsung, Nekrosen waren vorhanden, die vorhandenen gelapptkernigen Leukozyten waren massenhaft anwesende, intravasal und im Gewebe liegende Eosinophile. Es scheint ein bedeutsamer Unterschied zwischen den von G l a t z erhobenen Befunden an der Leiche, also an an der Phthise Verstorbenen, und zwischen unseren, am Lebenden festgestellten Befunden darin zu bestehen, daß wir als gelapptkernige Leukozyten die auf Allergie bzw. Überempfindlichkeit hinweisenden Eosinophile, G l a t z anscheinend aber Neutrophile feststellen konnten. Wir nehmen an, daß G l a t z das eindrucksvolle Bild der intravasalen und der Gewebeeosinophilie sicher erwähnt hätte. Bei diesen Fällen konnte in der Lunge auf Grund des Röntgenbildes ein exsudativ-infiltratives Geschehen in manchen Fällen wohl angenommen werden, vorderhand ohne klinische Anzeichen wesentlicher Verkäsungen oder Einschmelzungen; jedenfalls nur Vorgänge, die dem Organismus die zusätzliche Belastung einer Resektion zumuten ließen. Bei Sektionen sahen wir diese Darmbilder am markantesten ausgeprägt einmal bei einem Fall von lokalisierter kleinkavernöser Oberlappentuberkulose, die einer wie aus heiterem Himmel erfolgenden akuten, beide Lungen überflutenden massiven Verkäsung zum Opfer fiel. Hier sahen wir im Darm frische Geschwüre des Typus 4 nach G l a t z und in älteren, reparative Vorgänge aufweisenden Geschwüren die Merkmale der Gruppe 3.

Wir sehen übrigens in der Arbeit von G l a t z nicht nur den Versuch, die gewebliche Koordiniertheit der Lungen- und Darmveränderungen nachzuweisen, sondern erblicken in seinen vier Gruppen der Darmveränderungen den ersten uns bekannten brauchbaren Versuch der geweblichen, anatomisch-histologischen Klassifizierung und Einteilung der tuberkulösen Darmveränderungen. Wir haben uns vorderhand nur von der Brauchbarkeit dieser Einteilung überzeugt und sehen als wünschenswert nun die besondere Herausarbeitung der Überempfindlichkeitsreaktionen des tuberkulösen Darmes an und ihre Eingliederung in das G l a t z-sche Schema. Eine diesbezügliche Auseinandersetzung mit den G l a t z-schen Befunden haben wir im Kapitel III/2 bekanntgegeben.

Vielleicht kann daraus einmal eine brauchbare klinisch-anatomische Qualitätsdiagnose der Darmtuberkulose aufgebaut werden.

Wir wollen noch abschließend zur Wertung und Kritik der Befunde von G l a t z bemerken, daß unserer Meinung nach sie besonders dann an Wert gewinnen und mit Erfolg verwertbar sind, wenn man in ihnen nicht das Inbezugsetzen zum aktuellen morphologischen Zustand der Lunge sieht, sondern in ihnen die Möglichkeit erkennt, durch entsprechende Interpretation die Geschichte der Gewebeempfindlichkeit, der Reaktionsbereitschaft und -art des Organismus den Bazillen gegenüüber zu rekonstruieren. Diese Geschichte ist gleichbedeutend mit der Tuberkulosekrankheit.

Man sieht also, daß beim Lebenden im allgemeinen die Verhältnisse bezüglich „Kompensation — Dekompensation" nicht so einfach liegen wie bei der Leiche, bei der man das Fazit der Sektion bilanzmäßig auf den Nenner der Dekompensation bringen kann. Bezeichnet man die Entstehung einer zweiten Organtuberkulose im Körper als „Dekompensation", was ja übereinkunftmäßig gestattet ist, so darf nicht aus den Augen gelassen werden, daß diese „Dekompensation" unter Umständen reversibel sein kann. Wie uns aber vorderhand die Ursachen der „Dekompensation", z. B. der Entstehung der sekundären Darmtuberkulose unklar sind, gerade so wenig kennen wir die Ursachen des Verharrens in der „Dekompensation" oder den Übergang in einen neuerlich „kompensierten" Zustand. Wären die operativ behandelten Darmfälle, die ja „dekompensiert" waren, ohne den Eingriff an ihrer Darmtuberkulose gestorben oder wäre der Lungen- und Darmprozeß in einen abermals stationären Prozeß übergegangen? Unsere im Kapitel I besprochenen Fälle mit minimalem Befund waren pulmonal augenscheinlich wohl alle „kompensiert" und doch etablierte sich die Darmtuberkulose. Es muß also eine für uns klinisch nicht faßbare und wahrnehmbare „Dekompensation" irgendeinmal eingetreten sein. Die Lungenprozesse waren ja weitgehend regressionsfähig und sind es trotz der „Dekompensation" geblieben, wie dies beim Fall 3, besonders aber beim Fall 4 mit seinem spontanen Kavernenschwund ersichtlich ist. Wir beobachten nur, daß das Verhalten der Senkung in dieser Hinsicht mit einer beachtlichen Sicherheit verwertet werden kann, indem die Normalisierung dieser in unseren länger beobachteten Fällen immer mit einer günstigen Weiterentwicklung, also mit einem „kompensierten" Zustand des übrigbleibenden intra- bzw. extrapulmonalen tuberkulösen Grundprozesses verbunden war.

Wir haben also gesehen, daß der Charakter, die Ausdehnung und die Dauer des der Darmtuberkulose zeitlich vorausgehenden spezifischen Organprozesses keine absolute Handhabe für den Zeitpunkt der Entstehung oder für das Vorliegen einer beginnenden Darmtuberkulose überhaupt abgeben können. Unsere Laboratoriumsuntersuchungen zeigen ebenfalls, daß sie zum Zweck der Frühdiagnose nicht verwertbar sind, die Ergebnisse dieser hinken den tatsächlichen Ereignissen nach. Es gibt nun wohl manche Fälle, bei denen trotz eines objektiv zufriedenstellenden, klaglosen Ablaufes von Einzelfunktionen des Körpers ein fast intuitiv erlebter Eindruck besteht, hier stimme doch etwas nicht. Es werden höchstens vorübergehende, kaum ausgeprägte, nicht genügend fixierte nnd fixierbare Zustände besonderer Labilitäten, so z. B. der Senkung, der Temperatur, des Körpergewichtes, des Aussehens, des Allgemeingefühles sein, die den Blick auf ein unter der Decke schwelendes Feuer lenken werden. In solchen Fällen, die sich augenscheinlich in einem „kompensierten" Zustand zu befinden scheinen, aber bei denen der mehr gefühlte als gewußte mangelhafte allgemeine, nicht harmonisch abgestimmte Funktionszustand des Gesamtorganismus doch nicht das endgültige günstige Urteil des Überwundenseins der Erkrankung fallen läßt, bei solchen Fällen finden wir in einem erhöhten Prozentsatz maskierte Darmtuberkulosen verschiedensten Ausmaßes. Da man sich aber in der Medizin ungern auf die Intuition allein verlassen wird, wird man sich wohl zuerst in voller Konsequenz die von L. B r o w n und S a m p s o n geübte Praxis zu eigen machen müssen, daß jeder Patient mit einer behandlungsbedürftigen Lungentuberkulose, wobei aber die extrapulmonalen Tuberkulosen nicht zu vergessen sind, einer röntgenologischen Darmuntersuchung unterzogen werden muß, die im Bedarfsfalle, also z. B. auch beim Vorliegen eines augenscheinlich stationären, aber „aktiven", das heißt „kompensierten" Organbefundes, öfters wiederholt werden muß. Ich weiß, welche Belastung diese Forderung für den Untersucher, der ja meist Heilstättenarzt sein wird, bedeutet. Wenn aber jemand den Anspruch erhebt, sein ihm anvertrautes Krankengut dem aktuellen Stand der medizinischen Wissenschaft gemäß zu behandeln, so darf gerade beim Vorliegen einer Lungentuberkulose nicht aus den Augen gelassen werden, daß diese ja auch nur eine Organmetastase einer Allgemeinerkrankung ist, die wann immer weitere Organsysteme einbeziehen kann, und daß dem Häufigkeitsgrad nach die erste Absiedlung im Darm zu erwarten ist, die in ihrem Beginn und sogar noch in ihrer mäßigen Ausdehnung ebenso stumm und symptomlos ist wie die beginnende Phthise. Auf ihre spontane Demaskierung zu warten, hieße zu spät zu kommen. Man muß sie in ihrem Anfang bewußt suchen, sie beizeiten entlarven, um sie dann auch mit Erfolg bekämpfen zu können. Ein jeder Arzt weiß, welche Folgen die Etablierung einer klinisch manifesten, ausgedehnteren Darmtuberkulose hat: Mit ihr beginnt die Hinwendung zum nicht immer schnellen, aber immer qualvollen und meist doch unabwendbaren Ende. Es schließt sich der unheilvolle Kreis, in dem Progression des einen Organprozesses durch Änderung der Allgemeinbedingungen die Verschlechterung des anderen bedingt, diese wirkt sich wieder verschlechternd auf den ersteren aus und die gewaltsame Durchbrechung dieses Circulus vitiosus nach Verlauf ungenützter Zeit läßt nur mehr zwei tief geschädigte Organsysteme übrig, deren Zustand, jeder für sich genommen, kaum mehr mit einem längeren normalen Funktionieren und damit mit einem längeren Leben des Betroffenen vereinbar ist. Die klinischen und technischen Schwierigkeiten, die sich der Diagnose der beginnenden, aber in diesem Stadium noch mit großer Sicherheit beeinflußbaren Darmtuberkulose entgegenstellen, dürfen bei dieser Sachlage kein Hindernis für diesbezügliche Bemühungen und Aufwendungen sein.

Die folgende Zusammenstellung soll auf Grund von 157 röntgenpositiven Darmfällen, deren in vivo gestellte Diagnose bei den Sektions- und Operationsfällen anatomisch bestätigt werden konnte, die in dieser Arbeit besprochenen diesbezüglichen Verhältnisse nochmals tabellarisch beleuchten. Alle von uns hervorgehobenen wesentlichen Gesichtspunkte und Schlüsse können aus der Tabelle 8 herausgelesen werden.

Tabelle 8.

Von 157 rtg. pos. Darmfällen	pulmonal	intestinal bedingt	operiert	nicht operiert	Summe
starben					114 = 73°/₀
innerhalb 1 Jahres	43	12	6	49 (27)*	55 = 35°/₀
innerhalb 2 Jahren	39	3	3 (3)	40 (29)*	42 = 27°/₀
nach 2 Jahren	17	0	1	16 (5)*	17 = 11°/₀
				aber bestrahlt	
leben nach 2 Jahren					43 = 27°/₀
arbeitsfähig	24		9	16	24 = 15°/₀
nicht arbeitsfähig	14	5	4	15	19 = 12°/₀
klinisch					
gebessert	11				
pulmonal			} 6	6	11 = 7°/₀
intestinal					
stationär	23		5	18	23 = 14°/₀
verschlechtert	6	3			
pulmonal			1	3	
intestinal			1	4	9 = 6°/₀

* ( ) wurden röntgenbestrahlt.

VII. Zusammenfassung.

Auf Grund eingehender Beschäftigung mit der Darmtuberkulose sind diejenigen pathologischen und klinischen Beobachtungen und die daraus gezogenen Schlüsse besprochen worden, die dem Verfasser vom allgemein-phthiseologischen Standpunkte aus für die Klinik und Pathologie, das ist für das Verständnis der Darmtuberkulose im Rahmen der gesamten Tuberkuloselehre als wichtig erschienen. Es wurde eine Röntgendiagnostik der allerersten Schleimhautveränderungen im Ileocaecum entwickelt, die sich auf die Beobachtung von Darmbewegungsanomalien, von Spasmen und spasmusähnlichen Zuständen der Gegend der Valvula Bauhini gründen. Obwohl, wie übrigens auch die Röntgensymptome der fortgeschritteneren Darmtuberkulose, diese Röntgenzeichen in ihrem Wesen nicht spezifisch-tuberkulösen, ätiologischen Charakter haben, kann auf Grund ihres Vorliegens, besonders beim Mitbestehen einer anderwärtigen Organtuberkulose, auf eine beginnende Darmtuberkulose geschlossen werden, da differentialdiagnostisch kaum andere anatomische Prozesse eine ähnliche Symptomatik bedingen. Differentialdiagnostisch könnten, ihrem Wesen nach, lediglich Frühformen der unspezifischen Ileitis terminalis und gewisse Reizungszustände der Appendix in Betracht kommen, größere Erfahrungen darüber fehlen jedenfalls noch.

Das forcierte Suchen nach beginnenden Darmtuberkulosen ließ die Frage nach der zweckdienlichen Therapie dieser Erkrankung aufkommen. Die Erfahrung des Verfassers zeigte, daß die auf das engere Ileocaecum lokalisierte Darmtuberkulose der therapeutischen Röntgenbestrahlung gut zugänglich ist. Der Überblick über bestrahlte Kranke läßt das günstigere Schicksal Bestrahlter gut hervortreten, falls man als Indikator das Überleben nach zwei Jahren nimmt. Nach der Ansicht des Verfassers soll die lokalisierte Darmtuberkulose erst dann einer operativen Therapie zugeführt werden, unter Umständen sogar ohne daß der Versuch einer konservativen Beeinflussung gemacht wird, wenn sie oralwärts schon die streng genommene Ultima ilei in einem Ausmaß von 10 bis 15 cm vor der Valvula und analwärts das untere Drittel des Aszendens befallen hat.

Die anatomische Untersuchung beginnender Darmtuberkulosen läßt ihre nicht sputogene Entstehung durch lediglich Inokulation verschluckter Tuberkelbazillen als möglich erscheinen. Die Beobachtung von spezifischen Peritonitiden und mesenterialen Lymphknotentuberkulosen bei beginnender Darmtuberkulose oder frischen Schüben älterer Darmprozesse weisen nach der Meinung des Verfasser dahin, daß die Darmtuberkulose, ähnlich wie die meist rudimentäre, klinisch stumme Peritonitis und Lymphknotentuberkulose im Rahmen einer hämatogenen Streuung wohl häufiger entstehen, als im allgemeinen angenommen wird. Dabei wird auf die Möglichkeit hingewiesen, daß die eigentliche Darm-

tuberkulose selbst sich zeitlich nach dem Entstehen der Peritonealtuber-
kulose etablieren könnte, auf Grund einer Keimverschleppung, die durch
das Ungangbarwerden der mesenterialen Lymphwege durch den diese
befallenden spezifischen Prozeß retrograd erfolgt.

Die Beobachtung von beginnenden und rezidivierenden Darmtuberkulosen, von intestinalen Schüben, ließ erkennen, daß im Darm, ähnlich
wie in den übrigen, von der Tuberkulose befallenen Organen, charakteristische Überempfindlichkeitsreaktionen feststellbar sind. Die klinischen
Eigentümlichkeiten dieser Reaktionen im Darm wurden besprochen, besonders der Umstand, daß sie hier eher einer Progression des Prozesses
als seiner Abkapselung Vorschub zu leisten scheinen.

Nachdem Fragen der klinisch-laboratoriumsmäßigen Feststellbarkeit
der beginnenden Darmtuberkulose erörtert wurden, wurden besondere
Verlaufsformen der Darmtuberkulose aufgezeigt, die ihre Sonderstellung
in pathologisch-anatomischen und klinischen Gründen finden. Schließlich
wurde die Frage der Kompensation des tuberkulösen Geschehens, von
allgemein-phthiseologischen und medizinischen Überlegungen heraus auf
die Probleme der Darmtuberkulose projiziert, diskutiert.

Der Verfasser glaubt, daß die von ihm gegebene Darstellung klar erkennen läßt, wie mannigfaltig und bunt die Erscheinungen und die Problematik der Darmtuberkulose, einerlei ob sekundär oder nicht, ist, daß
sie ebenso reich an Fragestellungen ist wie jede einzelne Organtuberkulose, wie die gesamte Phthiseologie. Die Tatsache endlich, daß diese
wichtige und schicksalhafte Manifestation der Tuberkulose in ihren ersten
Anfängen erkennbar und dann mit Erfolg zu behandeln ist, wird nach der
Ansicht des Verfassers überzeugend genug sein, um weite Fachkreise für
diese Fragestellungen und Probleme im Interesse der ihnen anvertrauten
Kranken tatkräftigst zu interessieren.

Literaturverzeichnis.

1. Ajello: Riv. Pat. Clin. Tbc. *15*, Nr. 2 (1941).
2. Bakács: Virchows Arch. path. Anat. *263*, 35 (1927).
3. Bársony: Arch. f. Verdauungskrankh. *31*, 245 (1923).
4. Bauermeister: Arch. f. Verdauungskrankh. *40*, 115 (1937).
5. Beerens: C. r. Soc. Biol. *122*, 272 (1936).
6. Bieling: Beitr. Klin. Tbk. *86*, 501 (1935).
7. Belák: Z. f. Immunitätsforschung *100*, 264 (1941).
8. Berndt: Z. f. Tbk. *80*, 216 (1938).
9. Böhm: Tuberkulosearzt *2*, 251 (1948), *2*, 109 (1945).
10. Böhm: Schweiz. Z. f. Tbk. *2*.
11. Bonafé et Rougy: Presse médicale, Jg .1927, S. 705.
12. Bräuning und Redeker: Die hämatogene Lungentuberkulose des Erwachsenen. Leipzig, 1931.
13. Brock and Gilbert: Amer. Rev. Tbc. *34*, 356 (1936).
14. Cade, Santy et Heitz: Tuberculose du tube digestive. Paris, 1937.
15. Calmette: L'infection bacillaire et la Tuberculose. Paris, 1935.
16. Canova: Ann. Ist. C. Forlanini *4*, Nr. 11/12 (1940).
17. Carnot et Libert: Bull. Soc. Med. Hop. Jg. 1921, S. 1101.
18. Clairmont, Winterstein und Dimtza: Die Chirurgie der Tuberkulose. Berlin, 1931.
19. Consi: Z. f. Tbk. *77*, 230 (1937).
20. Diehl: Das Erbe als Formgestalter der Tuberkulose. Leipzig, 1939.
21. Finsterer: Arch. klin. Chir. *164*, 439 (1927).
22. Fleckseder: Wien. med. Wochenschrift *77*, 607 (1928).
23. Fleischner: Erg. med. Strahlenforschung *3*, 360 (1928).
24. Foá: Siehe bei Teneff.
25. Freed and Black: Amer. Rev. Tbc. *7*, 174 (1923).
26. Fuchs: Bruns Beitr. Chir. *136*, 514 (1926).
27. Gardner: Siehe bei Lawrason, Brown.
28. Gaubatz und Dekoben: Deutsch. Tbk.blatt *13*, H. 4 (1939).
29. Glatz: Z. f. Tbk. *49*, 241 (1928).
30. Goiffon: Petit manuel de la coprologie. Paris, 1930.
31. Hammer: Dtsch. Arch. klin. Med. *157*, 1 (1927).
32. Hammer: Fortschr. Röntgenstrahlen *36*, 519 (1927).
33. Hansen: Allergie. Leipzig, 1943.
34. Heile: Siehe bei Wichtl.
35. Hellmann: Handb. mikr. Anatomie, VI/1. Berlin, 1930.
36. Hertzberg: Siehe bei Tisell.
37. Hertzberg: Acta tbc. scand. *17*, 134 (1943).
38. Ickert: Allergie und verwandte Reaktionserscheinungen bei Tuberkulose. Die Tuberkulose, Handbuch in 5 Bd. Bd. 1. Leipzig, 1943.

39. **Kaestle:** Münch. med. Wochenschrift. Jg. 1909, H. 6.

40. **Kaijser:** Siehe bei **Kallós.**

41. **Kalbfleisch:** Beitr. path. Anatomie *78*, 187 (1937).

42. **Kallós:** Beiträge zur Immunbiologie der Tuberkulose. Stockholm, 1941

43. **Kallós:** Fortschritte der Allergielehre. Basel, 1939.

44. **Kauffmann:** Lehrbuch der spez. path. Anatomie. Leipzig, 1931.

45. **Kemp und Andersen:** Arch. f. Verdauungskrankh. *58*, 144 (1935)

46. **Kestner:** Siehe bei **Walcker.**

47. **af Klercker:** Erg. ges. Tbkforschung *3*, 414 (1931).

48. **Kleinschmidt und Hohlbaum:** Die Chirurgie *6*, 568, Berlin, 1938

49. **Klimesch:** Wiener med. Wochenschrift *94*, 179 (1944).

50. **Kline:** U. S. Vet. Bur. Med. Bull. *6*, 107 (1930).

51. **Křivinka und Böhm:** Stud. tbc. prag. *3*, 146 (1938) (tschechisch)

52. **Koizumi:** Z. f. Tbk. *41*, 173 (1924).

53. **Köhler:** Die Grenzen des Normalen und Anfänge des Pathologischen im Röntgenbild. Leipzig, 1939.

54. **Lawrason, Brown and Sampson:** Intestinal tuberculosis, its importance, diagnosis and treatment. Philadelphia, 1930.

55. **Leupold:** Virchows Arch. path. Anat. *218*, 371 (1914).

56. **Lewis:** Herzkrankheiten. Berlin, 1935.

57. **Libert:** Rev. de la Tbc. *5*, 178 (1924).

58. **Liebermeister:** Die Tuberkulose als Allgemeinerkrankung. Leipzig, 1939.

59. **Loeper et Esmonet:** Leçons de la Pathologie digest. 2e série. S. 210 (1912).

60. **Müller:** Beitr. Klin. Tbk. *90*, 391 (1937).

61. **Müller:** Z. f. Tbk. *87*, 12 (1941).

62. **Oehler:** Mitt. Grenzgeb. Med. u. Chir. *25*, 568 (1913).

63. **Pagel:** Siehe bei **Kallós.**

64. **Pagel:** Virchows Arch. path. Anat. *251*, 628 (1924).

65. **Pagel:** Frankf. Z. f. Pathol. *33*, 159 (1926).

66. **Partenheimer:** Die Behandlung Schwertuberkulöser. Leipzig, 1941.

67. **Patterson:** Amer. Rev. Tbc. *4*, 433 (1920).

68. **Photakis:** Tuberkulose *9*, 168 (1931).

69. **Péhu und Dufourt:** Die medizinische Tuberkulose im Kindesalter. Leipzig, 1928.

70. **Redeker und Walter:** Entstehung und Entwicklung der Lungenschwindsucht des Erwachsenen. Leipzig, 1929.

71. **Ricker:** Pathologie als Naturwissenschaft. Berlin, 1924.

72. **Ricker:** Wissenschaftstheoretische Aufsätze für Ärzte. Leipzig, 1936.

73. **Rother:** Erg. ges. Tbkforschung *8*, 252 (1938).

74. **Rother:** Z. f. Tbk. *71*, 281 (1934).

75. **Salkin:** Amer. Rev. Tbc. *33*, 435 (1936).

76. **Sergent:** Les reveils de la tuberculose pulmonaire chez l'adulte. Paris, 1933.

77. **Siegmund:** Henke-Lubarschs Handb. path. Anatomie, IV/3. Berlin, 1930.

78. **Speranski:** A basis for the theory of medicine. Moscow-New York, 1935.

79. **Schleussing:** Beitr. Klin. Tbk. *63* (1926).

80. **Schleussing:** Beitr. path. Anat. *85*, 473 (1928).

81. S c h w a r z: Schittenhelm: Lehrbuch der Röntgendiagnostik. Berlin, 1924.

82. S c h w a r t z: Empfindlichkeit und Schwindsucht. Leipzig, 1935.

83. S t e i n und D i e r i c h s: Münch. med. Wochenschrift. Jg. 1936, S. 1302.

84. S t e w a r t: Zit. nach T i s e l l.

85. S y l l a: Lungenkrankheiten. Berlin, 1944.

86. T e n e f f: Arch. klin. Chir. *192*, 543.

87. T i s e l l: The diagnosis of intestinal tuberculosis as a complication of pulmonary tuberculosis. Acta soc. med. suecanae. Stockholm, 1938.

88. U l r i c i: Klinik der Lungentuberkulose. Berlin, 1944.

89. V e r d i n a: Giorn. Batter. Immun. *6*, 190 (1928).

90. V o n c k e n: Presse médicale. Jg. 1944, S. 663.

91. W a l c k e r: Arch. klin. Chir. *170*, 706.

92. W e i l l: Arch. mikr. Anat. *93*, 1 (1920).

93. W i c h t l: Fortschr. Röntgenstrahlen *66*, 12 (1942).

94. W i l l i a m s: U. S. Vet. Bur. Med. Bull. *6*, 113 (1930).

Druck von Friedrich Jasper, Wien III.